U0213644

陕西省哲学社会科学重大理论与现实问题研究项目"新工科时代背景下工匠精神融入高校思政教育模式研究"（编号：2021ND0199）成果

首批陕西高校网络思想政治工作研究课题与实践项目"'三位一体'网络思政教育生态化模式研究"（编号：2021SPWSKT-C-14）成果

2021年西安市社会科学规划基金课题"西安大学生挫折教育'生态化'管理模式实证性研究"（编号：JY59）成果

西安建筑科技大学高等教育科学研究项目"'十四五'期间大学生网络心理健康教育生态化模式构建研究"（编号：GJ210106）成果

萨提亚

西安建筑科技大学

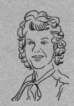

家庭心理治疗
与中国传统文化

王 凯 著

陕西师范大学出版总社

图书代号：ZZ22N0136

图书在版编目（CIP）数据

家庭心理治疗与中国传统文化/王凯著. —西安：
陕西师范大学出版总社有限公司，2022.5
ISBN 978-7-5695-2709-4

Ⅰ.①家… Ⅱ.①王… Ⅲ.①传统文化－应用－
精神疗法 Ⅳ.①R749.055

中国版本图书馆CIP数据核字（2021）第262855号

家庭心理治疗与中国传统文化
JIATING XINLI ZHILIAO YU ZHONGGUO CHUANTONG WENHUA

王 凯 著

责任编辑	梁 菲	
责任校对	王文翠	
出版发行	陕西师范大学出版总社	
	（西安市长安南路199号 邮编710062）	
网 址	http://www.snupg.com	
印 刷	西安市建明工贸有限责任公司	
开 本	880 mm×1230 mm 1/32	
印 张	11.5	
插 页	1	
字 数	245千	
版 次	2022年5月第1版	
印 次	2022年5月第1次印刷	
书 号	ISBN 978-7-5695-2709-4	
定 价	48.00元	

读者购书、书店添货或发现印装质量问题，请与本公司营销部联系、调换。
电话：（029）85307864 85303629 传真：（029）85303879

序 一

蔺桂瑞

近年来，萨提亚转化式系统家庭治疗模式在我国越来越受到学界和读者的欢迎，究其原因，是萨提亚家庭治疗的理论与中国传统文化有很高的契合度。

王凯是我所开设的萨提亚家庭治疗课程初级班和中级班的学员，后来又多次到我的课程上来当助教。每次课程结束后，他都能即时写出一首诗来，这让大家惊叹不已，感动不已。因之，他被我们高校心理咨询师同行称为"诗人心理咨询师"。这里，我随手拿来一首他在我的一次课后写下的诗：

我在这里爱你

你爱我吗？

爱啊！

我不相信！

我哪里有什么值得爱呢？

那些闪着光的人才值得啊

所以等着我像他们一样

再来爱我吧

我哪里有什么值得爱呢？

那些高大的人才值得啊

所以等我长高到他们那样

再来爱我吧

所有人都这么说

我以为这就是真实的世界

可你啊

你说

我爱你啊

我爱现在的你啊

我爱　虽然矮小但努力的你啊

我爱　虽然平凡但认真的你啊

我爱　虽然没有光环但执着的你啊

我爱　虽然贫穷但良善的你啊

我爱　我爱　连你都不爱的你啊

可你啊

你说

我爱你

即使连世界都远去

但只要有你

坚定地站在那里

说

没关系

我知道你

我知道你所有隐藏着的不容易

我知道你所有背地里的努力

我知道你　从未曾放弃

可你啊

你说爱我

你说

没关系

我就在这里

就在你的生命里

不离不弃

爱你

因为我知道

你本来就

如此　美丽

我啊　依然在犹豫

可看见坚定的你

怎么　眼里

突然有了　泪滴

　　这首诗写出了他运用中国传统哲学与萨提亚理论对人的生命力的理解和敬畏，写出了咨询师对来访者生命力的观照与相信，对来访者心的陪伴。

　　诗是情感的真实流露，诗是作者用凝练、优美的语言表达对社会思想、文化的深度理解，对生活经验的深刻感悟与反省。王凯之所以每次课后就可以即时写出这样的诗，之所以能够写出《家庭心理治疗与中国传统文化》这本专著，源于他对中国传统文化、对萨提亚家庭治疗、对自我及人类生命的热爱，源于他深厚的中国传统文化理论素养及其对萨提亚家庭治疗模式理论精髓的深入理解。

　　王凯对中国传统文化有着较深入的学习与理解，并自觉将自己对中国哲学中人与世界关系的感悟融入高校心理健康教育与咨询工作。近年来，他又系统学习了萨提亚转化式家庭治疗，多年的理论学习及丰富的临床心理咨询实践经验积淀，均体现在了《家庭心理治疗与中国传统文化》一书中。

　　王凯在著作中多次引用《易经》《论语》《道德经》等经典论著，对于蕴含其中的中国传统文化之天人合一的和谐整体观、生命观、变易思想及体悟的思维等与萨提亚家庭治疗模式中的系统论、生命力理论、内在冰山理论、家庭系统、人际沟通理论等做了深入具体的分析与对照，论述了二者的相通之处，展现了东西方对生命和世界的洞察在中国哲学层面达成的和谐一致。如他所述："东方与西方的智慧在体悟宇宙统整性的层面上达成了高度一致，从而证明了心灵的真实性。萨提亚家庭治疗模式描绘了不同层面统整性的美好景象，引导人们在内在获得整个宇宙，并以自己独特的方式感知统整、体验统整、获得统整，以心灵之名在返璞归真之时重获永恒的意义。"他的论述让萨提亚家庭治疗模式扎根于中国传统文化这块丰厚的土壤，并赋予其哲学和文化深度。

我虽然是哲学专业出身，之后学习并从事心理咨询三十年，深入学习萨提亚转化式系统家庭治疗十六年，但看过王凯的书稿后，感到自己无论在中国传统哲学的功底上，还是对萨提亚家庭治疗的深度理解上，相比之下都还欠缺，所以为此书作序实感有负王凯的期望。但受人之托，写下几句感想，当作和广大读者一起学习分享。

此书适用于正在从事中国传统文化、心理咨询学习与研究的广大教师、心理咨询师、研究人员以及对以上两个方面感兴趣的读者阅读与使用。本书可以帮助我们完善自我，达至心灵的和谐统整，也可以用于帮助他人，促其心理健康成长，为此我将本书推荐给大家。

2021年10月2日
于首都师范大学

序　二

程胜利

　　《家庭心理治疗与中国传统文化》这本书是将西方的萨提亚家庭治疗模式与中国传统文化进行结合的大胆尝试，以中国传统文化来理解和感悟萨提亚家庭治疗，以萨提亚家庭治疗创造性地转化中国传统文化，意图推动中国文化的创新性发展，颇有新意，独具特色，展现了作者在中国传统文化和萨提亚家庭治疗两个方面扎实的功底和深刻的见解。

　　世界的真相是什么，人与世界的关系如何？本书在第一章便鲜明地提出了中国传统文化的追求：天人合一，或者说自我与世界的统整。接着，作者详细论述了萨提亚家庭治疗模式认识世界的各个维度，展示了其与中国传统文化的高度契合性。尤其是其中"慈悲之爱促进内在世界的转化"，架起了中西方文化对话的桥梁。那么，何谓"统整"？在第三章，作者不仅论述了中国传统文化中和谐统整的四个层次即天人合一、人物合一、人我合一和形神合一，而且借用萨提亚家庭治疗模式解释了最初的统整是如何被割裂的。生活化的例子通俗易懂，直击人心。我们由割裂走向统整的希望在哪里呢？就在于人与自然共有的那源源不断的生命力。作者在第四章从中国传统文化的角度展示了中国哲学对生命力的领悟。中国传统文化和萨提亚家庭治疗模式不约而同地重视人对内心的无穷探索，重视透过个人内心的转化与通达，实现人与世界的统整。这充分体现在第五章的论述中。人与世界的联系，离不开沟通。沟通是如此日常，又是如此玄妙。中国人追求心与心的沟通，人与天地的感应，作者在第六章找到了通向这种高品质沟通的路径：萨提亚家庭治疗模式的一致性沟通。紧接着，作者通过第七、第八和第九章将中国传统文化、家庭以及家庭治疗结合在一起，讨论了从割裂走向统整可能的方式，既有哲学的深度，又有具体可操作的方法，并结合生活中常见的例子，十分鲜活，也发人深省。而第十章的心灵剧场，则是作者创造性地提出并实践的一套成体系的方法。它是在作者长期工作经验累积的基础上，将中国传统文化、心理剧与萨提亚家庭治疗模式进行结合的有效创新，展示出中国传统文化的包容性和萨提亚家庭治疗模式的开放性。作者在第十一章收录了自己的一系列诗歌作品，用于展示人丰富幽深的内在世界，体现了中国传统文化和萨提亚家庭治疗模式擅长运用诗歌和隐喻直指人心的特点，其中的人生领悟需要读者细细品读。

总之，本书深入论述了中国传统文化与萨提亚家庭治疗模式在人性的深刻理解、生命本质的洞察、人格走向统整内在趋势等方面的相通性，并在此基础上，以东西方融合的方式阐述了对世界的理解、对生命力的把握、对割裂统整的解释、对走向统整的思考，发展了实用性较强的治疗方法，让萨提亚家庭治疗模式在中国传统文化中获得了更加深远的意义和理解，让中国传统文化在萨提亚家庭治疗的阐述中获得了更具时代性的展现和绽放。

　　本书无论从理论性还是实用性方面来讲，都具有高度的原创性。作者以独有的视角对中国传统文化有许多颇有新意的理解，对萨提亚家庭治疗的技术进行了原创性的扩展。特别是作者运用的"内在世界"概念和"心灵剧场"技术，对中国传统文化与萨提亚心理治疗的结合有着独特的贡献。

2021年10月28日

于山东大学

序三 活出中国味

王 颖

2014年，首届中国萨提亚大会在中国召开。大会有一场重头戏，就是约翰·贝曼博士和玛丽亚·葛茉莉博士的对话。在这一场对话中，两位介绍了萨提亚模式传播到中国的历史。吴延基和区泽光去美国科罗拉多州参加萨提亚女士的课程，然后就邀请萨提亚女士到香港。萨提亚女士没有去，但是她的三个学生在1986年应邀到了香港，其中就有至今还很活跃的贝曼博士和葛茉莉博士。此后，萨提亚女士也动心了，打算到香港。只不过1988年她就去世了，最终未能成行。贝曼博士和葛茉莉博士一直坚持来中国，直到近两年受疫情影响才暂停。现在，她们的学员们已经成长起来，在许多领域从事咨询、督导、培训、教育、研究、管理等工作。王凯便是其中一员，他是一名心理咨询师，也是一位诗人。我很喜欢和他一起交流，也享受读他的诗作。

萨提亚家庭治疗在中国得到如此广泛的传播，我想，它和中国传统文化是契合的。虽然，它的创始人是一位美国人，但她发展出来的理念、信念和哲学，是跨文化的。在中国的文化情境下创造性地运用和发展萨提亚家庭治疗来协助中国人更幸福、更健康、更成功，这是我们这一代中国萨提亚家庭治疗学员的责任。王凯这本专著的出版，可以帮助我们更深刻地理解中国传统文化，并且更娴熟地运用萨提亚家庭治疗。

王凯对于中国传统文化与萨提亚家庭治疗有着深刻的体悟与独到的见解。在这本书中，他探讨了人生一些重要的主题，比如对世界的理解、割裂与统整、人的本质、沟通与互动、家庭的重要性、隐喻与诗歌等。这些主题在中国传统文化与萨提亚家庭治疗两个维度下徐徐展开。本书既丰富地展现了中国传统文化的精神追求，也细腻地阐释了萨提亚家庭治疗的哲学理念，还清晰地分享了作者原创的"内在世界"概念和"心灵剧场"技术。

说来也奇怪，我从小浸润在中国文化之中，但却是在学习萨提亚家庭治疗以后，才开始对中国传统文化好奇。萨提亚家庭治疗的魅力在于，它不需要每个人都成为萨提亚，而是鼓励每个人都可以成为他自己。在学习萨提亚家庭治疗之后，我越来越彰显出内心深处的内核与本质，而此时，那一缕中国文化的味道才显现得格外浓郁。我没有王凯那样深厚的文化功底，面对诸子百家浩如烟海的文化瑰宝，也不知从何学起。我开始读《论语》，看蔡志忠的漫画，有些领悟，但难有精进。后来，我开始练书法、打太极，以中国传统的生活方式体悟中国传统文化。这唤醒了我小时候的记忆：小学时就上了书法班，暑假跟着外婆去公园打太极，后来功课越来越吃重，这些都被搁置了。现在，我又把它们捡了起来，才意识到原来自己小时候就是这样生活的。现在，我还会品茶、听相声，我的专业工作也越来越有中国味。

同样的，读王凯的这本专著，在字里行间，以另外一种方式体悟中国味。

2022年7月

目　录

第一章　世界的真相

对于世界的认知，影响着我们的面目和心灵。远古时期，伏羲一画开天，点燃了中华文明之火。五千年来，中国的先贤从未放弃过思考世界的真相以及自我与世界的关系。自群经之首《易经》开始，中国传统文化就为中国人确立了天、地、人"三才"的世界观，人们在这一框架中努力把握天地运行的规律，以便能够以符合天性的方式更好地生活。中国传统文化博大悠久，皓首穷经不能尽知者也，但要领不繁，简明扼要，曰：性命之学、道德之学、命理之学、阴阳之学也！也就是人与世界的关系之学。《大学》曰：修身、齐家、治国、平天下。中国传统文化讲究天人合一，不知人，则不足以知天。不知天，则不足以知人，明矣！

一、中国传统文化对世界的理解

可以说，没有哪一个民族的文化如此看重人与世界的一体性，中华文明和中国智慧对于天人合一的追求已经成为中国人集体意识的一部分，流淌在人们的血液中，沉淀在人们的精神最底层。《易经》第一卦是乾卦，象曰：天行健，君子以自强不息。第二卦为坤卦，象曰：地势坤，君子以厚德载物。此两卦以天地之象营造了中华文明的整个世界，也奠定了中国人的精神属性和心灵基础，将人之追求与天地的德行融合在一起，成为理解人与世界统整关系的中国智慧。被誉为"万经之王"的《道德经》开篇曰："道可道，非常道；名可名，非常名。无名，天地之始，有名，万物之母。故常无欲，以观其妙，常有欲，以观其徼。此两者，同出而异名，同谓之玄，玄之又玄，众妙之门。"它告诉我们，人和世界万物本是统整的，都是无形的能量和规律的具体显现。因此，我们从万物之形可以了解世界整体规律的踪迹，可以感悟其整体规律的本质。《道德经》八十一章，几乎是围绕人与世界在进行不同层面的阐述。有关人与世界统整的理想则在被誉为"南华真经"的《庄子》[①]中得到了更为极致的推崇，无论是"心斋"[②]的意象呈现，还是"梦蝶"[③]的物化体验，都是在表达朴素的人与世界统整的思想。

中国传统文化认为，人与世界万物是平等、统整的，个体追求的精神理想是与天地之道和谐。与西方哲学向外求不同的是，中国先贤对于自性具足的坚定，导引着人们去追求自身内在的统整，坚持内通而外达，以求通达天下。以自我内在的统整作为基础，最终实现内外的圆满与和谐，这种哲学思想早在春秋时

---

① 《庄子》，战国中后期庄子及其后学所著道家学说汇总。到了汉代以后，尊庄子为南华真人，因此《庄子》亦称《南华经》。

② 《庄子·人间世》："回曰：'敢问心斋。'仲尼曰：'若一志。无听之以耳而听之以心，无听之以心而听之以气。听止于耳，心止于符。气也者，虚而待物者也。唯道集虚。虚者，心斋也。'"

③ 《庄子·齐物论》："昔者庄周梦为蝴蝶，栩栩然蝴蝶也；自喻适志与，不知周也；俄然觉，则蘧蘧然周也。"

期就有明确的论述。《黄帝内经》第一篇《上古天真论》曰：
"虚邪贼风，避之有时，恬淡虚无，真气从之。精神内守，病安
从来。"就是要我们与自己内在的能量保持联通与和谐。孔子在
《易传·系辞传上·第十章》中说："易，无思也，无为也，寂
然不动，感而遂通天下之故。"通过内求的方法让自身处于内
在的统整，然后可以与天地达成和谐一致。《周易·乾·文言》
曰："夫大人者，与天地合其德，与日月合其明，与四时合其
序，与鬼神合其吉凶。"大即道；天地、日月、四时、鬼神，皆
为宇宙万物；德、明、序、吉凶，皆为万物的自然属性和秩序；
合即合一，动静无不与之俱，我不违于天，天亦不违于我，我即
天，天即我，天地世界与我互为表里，这就是与天合一的境界。
邵雍《观物内篇》曰："圣也者，人之至者也。人之至者，谓
其能以一心观万心，一身观万身，一世观万世者焉。其能以心代
天意，口代天言，手代天工，身代天事者焉。其能以上识天时，
下尽地理，中尽物情，通照人事者焉。其能以弥纶天地，出入造
化，进退古今，表里人物者焉。"邵雍无疑是在表达内外统整的
境界，分四层次言之，步步深入：观则万物一心而已，代则天下
意、言、工、事无不出于我，知则穷通天地万物情理，达则极尽
上下古今，故不谓"天人合一"不可。

从某种层面上讲，中国传统文化就是追寻自我与世界统一完
整的文化，中华民族的精神正是在这种统整的指引下，始终保持
着与天地宇宙的联结，获取无穷的力量并滋养出自强不息、厚德
载物的精神底蕴。也正是这种统整的思想和追求，让中国的仁人

志士获得了与天地一般的博大胸怀与志气，并始终以兼济天下为己任，以"为天地立心，为生民立命，为往圣继绝学，为万世开太平"①为精神坐标，让中华民族在五千年的文明之路上，无论遭遇多少艰难困苦都能坚韧不拔，乐观积极，始终保持心灵的统整与自由。

萨提亚家庭治疗的基本哲学与中国传统文化有着某种天然的联系。无论是萨提亚家庭治疗创始的缘起及其秉持的系统观哲学思想，还是她提出的治疗五大要素，以及对于一致性的理解和追求等，都表明了她对世界与人的理解是建立在平等和谐基础之上的。如果说中国传统文化以道与用、无和有的方式来理解整体与个体之间的关系，那么，萨提亚就是用生命能量的不同显化来进行相同的概括。萨提亚确立的治疗目标以及对一致性的感悟与中国传统文化对自我与世界的统整不谋而合。因此我们试图在中国传统文化的氛围中，以萨提亚的方式来获得对人与世界关系的深层次感悟，以东西方同样的 "心"来聆听统整、和谐与一致所奏响的天籁之音。

二、萨提亚家庭治疗模式对世界的理解

萨提亚是一位具有革新性的、独立的思想家和科学家，她提升了当时既有的治疗实务，并协助发展出了两个助人成长及健康

---

① 此四句出自张载的《横渠语录》，当代哲学家冯友兰将其称作"横渠四句"。

的概念。第一个概念是，把旧有的亚里士多德式（Aristotelian）的、线性的、单一因果取向，转向Alfred Korzybski（科日布斯基，美籍波兰裔哲学家，1879—1950年，普通语义学的创始人）、Ludwig Von Bertalanffy（贝塔朗非，美籍奥地利生物学家，1902—1972年，一般系统理论的创立者）及其后的Gregory Bateson（贝特生，美国人类学家及动物行为学家，1904—1980年，将自动控制论应用到人类沟通行为上的主要代表人物）等人的系统思考。第二个概念则源自Soren Kierkegaard（齐克果）、Martin Buber（马丁·布伯）及Johann Heidegger（海德格尔）的实证存在主义思想（positive existentialism）。她主张人即正向能量的展现，而这一能量可以在高自我价值感的情境下，将人们功能不良的应对方式转化为高层次的自我照顾。①

与西方文化相比，以人为本的人文精神是中国传统文化最根本的精神，也是其最重要的特征。中国传统文化中没有一个外在的神或造物主，中国家庭、社会秩序的维护靠道德的自觉自律，强调人的主体性、独立性和能动性。以人为本是中华民族对人类文明的一项重要贡献。可能在很多人的观念中，人本思想属于西方精神，殊不知它的根在中国。近代西方文化所倡导的人本主义思想与中国传统文化中的人本思想有着密切的关联。中国自西周以来就确立了以人为本的文化精神，而西方在公元1世纪以后确立

---

① 维琴尼亚·萨提尔、约翰·贝曼、珍·歌柏等：《萨提尔的家庭治疗模式》，林沈明莹、陈登义、杨蓓译，张老师文化事业股份有限公司，2020年，第4页。

的是以神为本的文化，基督教是西方文化的精神核心之一。欧洲启蒙运动才高举起人本主义的旗帜，思想家启发人不要做神的奴隶，要做人自己。启蒙运动的思想来源之一是古希腊罗马文化，而更重要的来源是16世纪以后通过西方传教士从中国带回去的以人为本的文化精神。他们用中国的人本思想批判欧洲中世纪以来的神本文化，高扬人类理性的独立、自主，把中国看作最理想的社会。①从某种程度上讲，欧洲的人本主义源自中国，并深受中国文化的影响。在哲学层面上看，萨提亚摒弃了线性的、单一的因果取向，选择了系统的、整体的哲学观点，这为其发展出独具特色的家庭治疗模式奠定了哲学基础，也使其治疗模式在哲学根基上与中国传统文化的精神内涵具有天然的亲近感。

萨提亚通过长期的研究和实践发现，人们认识世界的方式可以分为两种：阶级模式和成长模式。她通过"我们如何界定一份关系""我们如何界定一个人""我们如何解释一个事件"以及"我们对改变抱持怎样的态度"四个维度来评估人是如何理解世界的。萨提亚常说，如果自己明白人们是如何了解这些现象、如何与之相处以及如何沟通的，她就能完完全全地了解这些人。

界定关系

萨提亚家庭治疗中所说的阶级模式是指，人们对自我／他人价值的界定仅依靠单一的标准进行衡量，比如金钱的多少、权

---

① 楼宇烈：《中国文化的根本精神》，中华书局，2016年，第36页。

力的大小等，从而在内在形成关于价值上下位的自我感知，并以此界定自我／他人及其在关系中的位置的一种模式。在阶级模式中，关系仅以一种单一的形式存在：某人在上位，某人在下位。在上位的是好的、高尚的、拥有权力的、可以支配的，在下位的则是卑微的、服从的、毫无权力的，因此就形成了绝对的支配／服从模式。这种模式通常情况下被认为是正常的。但如果仔细分辨就会发现，支配／服从是线性的关系，人与人在这条线上以上、下的阶级形式建立关系。

阶级关系通常将人固化为某种角色，如父与子、老板与员工、老师与学生。无论是否出于好意，这种角色的分化暗含着优越性和阶级性，每一个这样的关系似乎都建立在非此即彼、非好即坏的比较的基础之上，而比较的关系基于支配/服从的人际关系模式。阶级关系是对人平等价值和独特性的否定，会造成心灵上的创伤，使人感到空虚、愤怒、恐惧和无助，并伴随着一定的身体姿态：讨好、指责、超理智和打岔。

在阶级关系中，角色被标定了具体的价值和处于阶级中的地位，人们被某种角色固定在阶级关系的某个位置，这使得对于角色的认同掩盖了对于人本质的好奇和理解，有时甚至会否认身为人的权利。当男人只是作为父亲这个角色存在，就必须以父亲的角色来生活和理解自己，就只能是伟岸的、坚强的，而其作为人的脆弱和懦弱便是不被允许和接受的。角色原本只是人在某个方面职能或者特点的彰显形式，但在阶级关系中，角色必然因阶级价值而被单一地认定，人的价值也会因在阶级关系中的认同而单一化。为了能够让自我价值脱离角色的单一化标定，我们就要在自己与角色之间留一定的空间，从而避免对某一角色的过度认同。

记得贝曼老师在工作坊中总会问我们一个问题："你是谁？"当我们回答"我是老师""我是医生"时，他会再问"你是谁？"似乎所有的回答都不是这个问题的答案。后来他试着让我们以动词的形式来进行表达，于是答案就变成了"我在教书""我在治病"。简单的一个转化，让我们从角色中抽离出来而成为一个人，这让我们具有了无限的可能性。选择在某个时刻进入某个角色而并不只是这个角色，这让我们回归到人性的层面，改变将成为可能。

对关系的界定直接影响人们的行为。在阶级关系中，处于上位者决定着处于下位者的价值，因此，以价值平等为基础的一致性行为会被损害，人们更倾向于使用讨好、指责、超理智和打岔的方式来应对价值不平等带来的压力。萨提亚相信，人与人以及国与国之间和平的最大障碍是，人们不知道如何去认识并接纳彼此生而平等的价值，而差异是平等最大的特点和基础。在阶级关系中，差异通常被当作划分阶级的依据，这就将差异从其自然性中剥离出来，让人对它的态度变得复杂。萨提亚希望人们理解差异是平等生命独特的显现，并由此提升人与人之间的平等。无论肤色、民族、性别、职业，所有人都是生而平等的。关系的阶级模式损害并否认这一原则，而萨提亚用成长的模式代替阶级模式，让关系回归人性的本质，即人人生而价值平等，这让个人与作为人的生命能量保持联结，进而重新拥抱迈向统整的能力。

对人的界定

在阶级关系中，人的价值被阶级属性决定，被那些处于上位者的人决定，因此个人经常觉得"自己应该再瘦一点""自己太笨了""自己不够好"，这些观点隐含着"我应该瘦到他们所规定的那种程度""我应该符合他们说的聪明的标准""我应该做到他们所期待的"，而"他们"就是阶级关系中制定规则的人。可是，这里有一个基本的事实：当我们想要成为别人想要的那个人时，我们就否定了自己作为人的本质。

这实际上是对人采取了单一的和线性的理解方式。对人的理解决定了关系的界定，单一的和线性的评价标准必然产生好坏和高低之分，这是阶级关系的起始和基础。"好的人""正确的人""有权力的人"必将居于较高的位置，而那些"坏的人""错误的人""没有权力的人"必将居于较低的位置，人与人之间的关系随之陷于阶级和不平等的境地。

萨提亚以"普罗克鲁斯特的床"（Procrustean bed）为隐喻来呈现阶级关系中对人的界定。这是中世纪用来折磨人的一种工具。一旦有人偏离了支配性的观点，那个人就被送去"复健"，以此方式迫使人符合某个铸好的模子，超出的部分就会被切除。可能人们会对这个隐喻嗤之以鼻，但实际上，人们总是自愿接受"普罗克鲁斯特的床"的折磨，总是想方设法"切除"自己与

"标准"有差异的部分。笔者曾用诗歌描绘了标准化对于人性的伤害。

真实之美

匆忙地想成为

我们用他人要求自己

甚至自制了刑具

来砍削不符合的身体

不顾这鲜血淋漓

当那些嫉妒、羞愧

以及所有你不情愿承认的肢体

你给她们丑陋的名义

然后

望着"更好的自己"和

他人的赞许

举起标准的利刃

将她们杀伐殆尽

然后以自己的残躯献祭

期待

把想象中的"美好"换取

可你并不知晓

湖面中

你的面目早已破碎不已

而生命也迷失在

虚幻的期待里

幸好

心灵永给你

回家的机会

扔掉那带血的利刃

就待在原地

让那些曾被你

杀伐、驱赶的部分

在完整的感召下重新降临

给那些你从身上剥离的血肉

以容身之地

以生命的勇气

让他们重回身体

为自己找安全一隅

以平等的眼睛去温柔他们刚回家的恐惧

珍视你的每一寸存在

包括那些你以为的"丑陋"和"肮脏"

听见她们委屈的呼唤

来到最真实的生命

把每一处肌肤轻轻触碰

所有你的存在都如此生动

如同刚刚出生

在人的圣光之中

为你轻轻歌颂

这赞美的歌声

不是因为你完美

而是

不完美才是

独特的生命

当你看见这些

众神便在云端

为你默念

"那些你憎恨的

才能

让你闪耀

闪耀真实之美

无尽光荣"

如同诗歌所表达的，人们在阶级关系中生存和成长的时候，总是依照个人、家庭、社会层面的各种期待和要求，即使是父母也会依照那些"比较好""成功""有前途"的标准来衡量和要求孩子，于是，环境中就会充斥着各种标准与批判。我们也会在成长的过程中听到各种讯息："你出了什么问题，你做错了，你应该怎么做"，因而我们会觉得永远有人比我做得好。在比较中确定的自我价值如此不稳定和不踏实，这让我们总是处在一种对危险的恐慌和焦虑之中。

在这种压力下，最简单的方式就是顺从以获取外界暂时的认可，但代价就是低的自我价值感，因为我们被要求成为别人。极端的情况是，当被逼着去做且成为其他人时，人就可能干脆放弃，并且开始觉得沮丧。在与他人的对比中，人会觉得自己永远也做不好，怎么做都是错的，这会对自我意识造成极大的创伤。

中国的哲学思想很早就对阶级关系给人性造成的损害有过警示。老子在《道德经》第三章指出："不尚贤，使民不争；不贵难得之货，使民不为盗；不见可欲，使民心不乱。"就是告诉我们，在阶级关系中，人们会使价值的赋值线性化、单一化，违背人性的自然，造成争、盗、乱。庄子《齐物论》中，通过"齐物"和"齐论"两种思想阐述了世间万事万物以及人都是价值平等的，不平等是由于不同的人都以自己认为正确的方式来认知罢了，是人心的不平等。孔子所主张的"仁爱"，孟子的核心思想"兼爱"，都是在人人价值平等的朴素思想之上发展出来的。

萨提亚对人的界定建立在价值平等的基础之上，这一点是萨提亚家庭治疗的根基，并贯穿其治疗的始终。萨提亚最看重的治愈因素——爱，就是发乎于人平等价值的尊重和看见。她所理解的人人平等实际包括了两个部分，一个是在生命价值层面对相同性的认可，另一个是对生命彰显形式差异性的接纳。笔者在后文中会对这两点进行更为详细的论述。

对事件的解释

在阶级关系中，人们依照他人或者外在的标准界定自我，同时认为，事情的发生只有一个原因，或者任何问题都只有唯一的标准答案。线性的关系导致自我价值评价的单一化，必然也会导致趋向于以线性的因果方式来阐述事件。为了保护被界定的自我价值，人们强迫自己接受唯一的原因或答案，于是经常视而不见、听而不闻、感不身受，甚至颠倒是非，因为这才符合标准答案。这样做的结果是，我们会感到混乱和困惑，对于事件的唯一解释导致了人们对事情的不确定性，因为线性的解释偏离了事件本身的整体性和真实性。譬如，与妻子、孩子在一起的丈夫被人辱骂了，他选择默默忍受，其他人可能认为丈夫是懦弱的。但却不知道，丈夫那一刻担心的是：如果与人起冲突会惊吓到妻子和孩子。在阶级模式中，我们总是会寻求符合要求的标准答案，进而以标准的方式来理解事物并进行标准式的生活。

在成长模式理论中，萨提亚把事件界定为造成一个共同结果的一组基本变量间的关系。这是以系统观的思想去理解事件的发生，是将事件纳入整体去理解系统内部的互动，而事件只是互动的一个结果呈现。它并非哪个单一的原因造成的。这提示我们，不要只看到表象就去简单地批评人的行为、即时反应或互动情形，即不要快速地以固有的标准去解释某个事件。就像我们不能单凭年幼的孩子哭闹就去指责他的行为，而是要确认他是饿了还是哪里不舒服，这要求我们去了解事件的内在过程。萨提亚认为，在没有与其他事物产生联结的情形下，事件是不会发生的，这些联结可能是内在的，也可能是外在的，实际上往往是二者兼而有之。

以系统的方式理解和解释事件，在中国传统文化整体的思维中则更容易获得理解和认同。《荀子·王霸篇》有言："农夫朴力而寡能，则上不失天时，下不失地利，中得人和而百事不废。"这是以天时、地利、人和的系统观来把握事物规律的中国智慧。《易经》更是在天、地、人"三才"所构建的宇宙整体中，将事件的发生和发展纳入具体的情境，对其变化规律进行系统性阐述。

对改变的态度

在阶级社会中，人被期待以某种特定的角色来巩固阶级的稳定性和持久性，人的价值在某种单一的标准下被衡量。在单向和僵化的桎梏中，改变就意味着自我的否定和被社会批判，因为它是对人际关系的阶级性进行挑战和否定，是脱离单一评价标准的一种方向，会引发阶级性认同的恐慌。也就是说，人际关系的阶级性和人的阶级性所形成的支配/服从模式造成了痛苦，又给予了自我认同一种方式和安全现状。因此，即使感到痛苦，许多人仍旧不愿意进行改变，因为改变就意味着自我的消解。由此看来，人际关系的阶级性、对人界定的阶级性和对事件诠释的唯一性导致了人们对改变的恐惧。

在萨提亚成长模式中，改变是根本且重要的。迎接改变，首先要让平等回归心灵。当人们真正认识到生命的本质是平等的，差异性只是价值平等的生命的彰显形式之一，他们就会接受并欢迎改变。改变将迎来生命的可能性。需要强调的是，平等是人们打破阶级性的力量来源，是人们愿意跨出安全区域进行冒险的基础。因此，下文将进一步诠释"平等"的内涵。

三、平等的两层含义

平等实际上包含了两个层面的意义，一是所有生命本质的相同性，二是所有生命彰显的独特性。

生命因本质相同而平等

"无名万物之母，有名万物之始。"这是《道德经》通篇的基调和底色，也就是说人人平等。因为"万物之母"都是"无"，"万物之始"都是"有"，万物在本质上是没有分别和阶级性的。这与萨提亚对生命的陈述完全一致，即每个人都是宇宙能量的独特显现。两者从生命的本源上清楚交代了每个人都是平等的，在生命的层面都是一样的，阶级性是人造的，是后天的，是割裂平等统整性的。如果说平等具有横向的统整性，那么阶级就是因固化对人的评价打破横向一体从而造就了纵向的阶梯性。平等是和谐和统整性的土壤，唯有平等才能体现对生命的珍视，才能允许生命共享天地，才能让人在灵性层面互通。因此，禁锢人们不敢改变的首要因素就是对阶级性的过度认同，无法感知生命原本平等的属性，"我就只能是这样""你会失败""你不知道你会进入什么状态"等都是在支配/服从模式下追寻唯一正确答案所形成的内在观念。只有当心灵重回平等，人们才能够认识到自己与所有人都具有相同的价值，人的心灵就会脱离高、低阶级的桎梏，世界瞬间便脱离了狭窄的限制，回到横向平等、共享太阳的光芒和大地滋养的境地，生命也就变得生机勃勃。因为平等代表了自我权利从外界的评判和标准中收回，对生命的掌控重新回到自己手中。人或许会对未知有一些恐惧，但冒险在此时是适宜的。当自我不再被他人或者别的什么操控，自由和力量就同时回归心灵，改变不再是危及生命和价值的事情。

在价值平等力量的推动下，所有的生命是在根部联结在一起的整体，人与人之间的差异由于没有了唯一正确的评判便获得了解放，人不会再感到恐惧和威胁，人格原本的整体性获得了充分展现的可能。"我可以表达不同的意见和感受而不怕被批评和指责，因为没有唯一的对或错，因为这些都是真实发生的。""我愿意改变，因为不再担心改变过后的状态是有问题的。"

生命因独特而自信

独特是自信的重要构成要素。如果生命的相同性构成了整体平等的基调和土壤，能够让人脱离人际关系界定、人的界定和事件诠释的阶级性，以及人的价值被外界评价或左右的恐惧，那么独特性则是平等的真正体现。不接纳或不承认独特性的世界必定会陷入僵化的境地，对独特性的拒绝就代表了这里必然存在着某种强大的规条。它拒绝个体的差别，要求生命的呈现以某种特定的形式进行，除此之外都是被禁止的，这就让所有生命又陷入了阶级性。

中国传统文化的基点建立在珍重自然的基础之上，这里的自然不是指自然环境，而是指事物的本然状态。《孟子·滕文公上》载："夫物之不齐，物之情也。"①万事万物包括生命本质没有任何的区别，有的只是各自的独特性。《庄子·德充符》载："自其异者视之，肝胆楚越也。自其同者视之，万物皆一也。"进一步揭示了中国传统文化对万物同与不同的认识和理解，相同的是生命的本质和价值，不同的是各异的呈现。中国传统文化是将同与异结合得最好的文化，因此成就了中国智慧的博大精深与兼容并蓄。

中国传统文化强调自然合理，西方近代文化强调科学合理。科学合理强调普遍性和规范性；而自然合理接纳差异性，重视差异性。《道德经》第三章曰："不尚贤，使民不争；不贵难得之货，使民不为盗；不见可欲，使民心不乱。"不设置评价人价值的标准，民众就不会按照这个外在标准去衡量自己的价值大小，而是尊崇生命的本然状态，按照最自然的方式成长，让个体的独特性在开放、自由、接纳中获得绽放。在接纳和承认所有独特性

---

① 《孟子·滕文公上》："夫物之不齐，物之情也。或相倍蓰，或相什百，或相千万。子比而同之，是乱天下也。巨屦小屦同贾，人岂为之哉？从许子之道，相率而为伪者也，恶能治国家？"

的氛围中，一切发生都是允许的，一切改变都是安全的，生命回到本来的样子，以本来的面目获得最实在的自信。

四、从阶级模式到成长模式

萨提亚治疗模式的目标是促进人的成长，而阶级性的人际关系、支配与服从的人际界定、单一因果联系的事件诠释会造成世界的割裂，人在割裂的世界中以求生存的姿态进行应对，仰望着永不可能达到的外在单一评价标准，让自己获得卑微的自我价值，内心充斥着空虚、恐惧、愤怒和无助。这样认知和感受世界人会感到痛苦，从而产生各种各样的心理问题和躯体症状。这就构成了萨提亚改变的背景，既然改变是必要的，那么改变的目标是什么呢？答案是清晰的，痛苦是分裂造成的，唯有达成统整才能超越痛苦。萨提亚所认为的成长模式实际上就是心灵从阶级性到平等性的历程中重新获得统整的过程。

萨提亚成长模式的形成有天时、地利、人和的背景。二战爆发前，西方社会等级制度森严，人性受到了沉重的压抑，底层民众的呼声和需求被认为是不重要和没有价值的。这样的情况也发生在心理治疗领域，以传统精神分析为绝对的权威和主流，拒绝其他的可能性。二战的爆发打破了僵化和森严的社会气氛，原本的规条不再能够维持世界的秩序，混乱成为不可避免的现实，旧秩序在失去，新秩序未完全建立，于是暂时出现了秩序的真空，为所有可能性提供了空间。人的心灵开始朝着不同方向进行探索和尝试，让改变发生。

　　战争的创伤使得治疗师的需求大大增加，接受治疗的人们也想要全时地接受治疗。在这种情况下，正统的精神分析缓不济急，心理治疗领域旧的秩序失去了统治力，新的观点和方法受到了鼓励和接纳。与此同时，社会上其他的改变也在发生，少数民族团体、女性及殖民地人民都发出了需求并被听到，出现了这些群体的价值被认知、应有的平等被接受的声音。原本高高在上不可侵犯的权威被挑战，支配/服从模式的信念与实践也被质疑和改造。人们开始以更贴近自我需求的崭新方式认识这个世界，这都为从阶级性的分裂和僵化中挣脱并重新走向整合提供了机遇，为心灵的回归和完整创造了条件。[①]

　　在社会的动荡和混乱中，原本造成求生存模式的压力瓦解了，人们开始反思生命的意义和人生的价值，开始寻求更能体现生命力的方式，人本思想获得了人们内在需求的呼应。萨提亚最早提出在人际关系及治疗关系中践行"人人平等、人皆有价值"理念。她的成长模式建立在人都有改变、扩展及显现成长能力的基础上，教会人们发现并自由地表达心中的感受及彼此间的差异是其主要内容。萨提亚的治疗模式最重要的就是"改变"，这就将人们从阶级性中解放出来，将人们从人际关系的不平等、对人僵化的评价、对事件的单一认知、对改变的抵触中解放出来，促

---

① 维琴尼亚·萨提尔、约翰·贝曼、珍·歌柏等：《萨提尔的家庭治疗模式》，林沈明莹、陈登义、杨蓓译，张老师文化事业股份有限公司，2020年，第17页。

进心灵向着自然、统整的方向回归，在生命无差别的基础上接纳和认可个体的独特性，让人能够自信、自由、自主和自在。

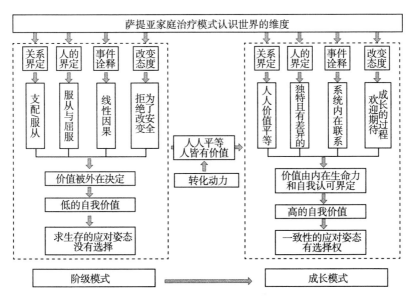

萨提亚家庭治疗"世界"转化模型

　　萨提亚通过大量的临床实践和研究发现，造成痛苦和病症的根源是人们认识和理解世界的方式存在问题。如上图模型所示，在阶级模式中，认知世界的四个维度的阶级性和线性必将导致人的自我价值被外在和他人决定，生命原本的平等和差异将被阶级模式极大地损害，为了获得身体、情绪的存活与被接纳，必须顺从，人们被期待以某种固化的角色生活，被要求彼此之间同样的思考、感受与行动，并借由竞争、批判、安慰与模仿来遵循外在的规范。生命力无法获得自由的空间，无法得到释放，人们生活在压力之中，感受着低的自我价值感。于是萨提亚将转化的焦点放在内在世界的转变上，并抓住了转化的动力——生命力。她发现了生命力的奥秘，即生命力具有天然的平等性、具足性、积极性、韧性和生发性，并用种子的隐喻来说明这些特性。她发现只要激发了生命力，这些特性将产生改变内在世界的能量，将转化内在世界的维度，最终体现为人行为的变化。我们可以借用萨提亚"第三度出生"的隐喻来形容内在世界的转化给人所带来的体验。

在成长模式的关系界定层面，人们从内在感知并体验人人价值的平等。角色、地位与自我认同有明确的区分，角色只意味着某个时刻在一定关系中的一项功能，人们灵活地以符合情境的各种方式展现自身的生命力，将彼此之间的差异视作生命力彰显的不同形式；人们感受到爱，拥有自我，尊重他人，享有表达的自由，并彼此认可。在对人的界定层面，每个人都能够感觉到自身的独特性，能从自己内在的生命力与自我资源的锚定中界定自己；人们相信自己有与生俱来的灵性根基与神圣性，因此展现出宇宙生命力；人们能够融合并尊重彼此的不同，乐于借合作、观察与分享来发现自己与他人的价值；每个人都可以明确表达自己的感受，并接纳彼此的差异。在对事件的界定层面，人们承认任何事件都是许多变数与事件所造成的结果；问题通常有很多方式可以解决，而我们可以用自己的准则选择其一；人们会透过事件的表象了解事件情境及其中各种影响因素。面对改变时，人们认定安全并非源自熟悉，而是源自改变与成长过程中的自信；

视改变为持续进行、重要且不可避免的，因此欢迎并期待它；视不舒服和痛苦为自身需要改变的讯号；愿意冒险并制造机会迈向未知，乐于发现新的选择和资源；改变时觉得兴奋，有联结和爱。①

相较于阶级模式，成长模式将人们带向人性平等且生来有价值的本质，透过人们的行为聚焦生命力的积极属性，并坚信人人都有改变、拓展进而成长的能力，在爱的光辉下，发现并自由地表达心中的感受及彼此之间的差异。世界从阶级模式到成长模式的转变，必然会带来人们内在世界的改变，这是萨提亚家庭治疗模式最为关心的部分，也是治疗的着手之地。

五、内在世界的转化

中国传统文化和哲学历来走的是向内求的道路，无论是《道德经》第十六章所载的"致虚极，守静笃"，《庄子·人世间》所载的"摒除杂念，使心境虚静纯一，而明大道"的"心斋"，还是阳明心学"心外无物，心外无理"，都注重内心本性具足的觉醒，达成内在与自然之道的和谐一致。和中国传统文化向内求的原则一样，萨提亚注重对人内在的探索，并将人内在的转化作为治疗的聚焦点。她治疗信念的第一条：改变是可能的，即使外

---

① 维琴尼亚·萨提尔、约翰·贝曼、珍·歌柏等：《萨提尔的家庭治疗模式》，林沈明莹、陈登义、杨蓓译，张老师文化事业股份有限公司，2020年，第16页。

在的改变有限，内部的改变仍然可能存在。

笔者使用一个新的概念——内在世界，阐述人在阶级模式和成长模式中所形成的内部世界的总体面貌，以此区别通过具体事件所引发的内在历程。内在世界是一个人内在的稳定结构和运行规律，是指导外部生活的内在模式，是一个人人格的土壤和基础，是内在如何经历具体事件的遵循。如同一棵树所扎根的土壤，如土质的结构、土壤所含元素的比例，以及外界环境的状况等，将决定了这棵树的生长状态。

这里借用冰山的结构形式来阐述阶级模式和成长模式中的个人内在世界。

阶级模式的内在世界

在阶级模式中，作为内在世界能量来源的自我被隔绝了，因相信权威决定论，人们自身的生命力、精神、灵性和本质被否认和拒绝了，内在世界无法与之联通。对价值感、爱与被爱、亲密、被认同、有意义的人性的渴望只能通过向外求的方式获得虚假的满足。因此，渴望就会以"我期待被权威和规则认可""我期待自己始终按照唯一正确的方式去做""我期待找到唯一正确的答案"等方式来展现；内在世界的思维被"我与别人是不平等的，要么我比别人强，要么我比别人差""我必须服从权威以获得权威的认可和肯定""我得时刻保持警惕，别人可能超过我""跟别人不一样是危险的"等观点主宰；内心充满孤独、恐惧、沮丧和绝望，时刻处在焦虑、警觉、压力和恐惧之中，保持着求生存的应对姿态。

幼年时，孩子的内在世界是成长模式的，天生抱持着人与人之间价值平等的信念和感受。后天的养育和教育过程中，父母和主要养育者将孩子的渴望和期待作为条件，要求孩子顺从，孩子迫于生存的压力，只能进入支配/服从的阶级模式，内在世界会随之发生变化：生命本质平等的价值和展现方式的差异被排斥和拒绝，渴望和期待以服从作为代价得以满足，不平等、支配及顺从的阶级性观点在头脑中自动化运转，使其体验不到人性的自然和成长。

内在世界决定了个体在不同的情境中如何经历事件并做出应对，这就如同海底的地基决定着每一座冰山的结构和形貌。

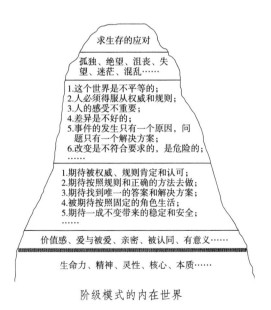

阶级模式的内在世界

求生存的应对

孤独、绝望、沮丧、失望、迷茫、混乱……

1.这个世界是不平等的;
2.人必须得服从权威和规则;
3.人的感受不重要;
4.差异是不好的;
5.事件的发生只有一个原因,问题只有一个解决方案;
6.改变是不符合要求的,是危险的;
……

1.期待被权威、规则肯定和认可;
2.期待按照规则和正确的方法去做;
3.期待找到唯一的答案和解决方案;
4.被期待按照固定的角色生活;
5.期待一成不变带来的稳定和安全;
……

价值感、爱与被爱、亲密、被认同、有意义……

生命力、精神、灵性、核心、本质……

内在世界

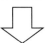

讨好、指责、超理智、打岔

恐慌、焦虑、沮丧、迷茫、难过、绝望……

1.我必须获得上级的认可,这样我所做的才是有价值的;
2.我必须获得被认可的成绩,才能体现我的价值;
3.我必须让我的那些脆弱消失;
4.如果上级不高兴了,那一定是我的错;
5.我不能让比我差的人超过我;
……

1.我期待上级肯定我;
2.我期待自己能够不断取得被上级认可的成绩;
3.上级期待我能够持续地取得好成绩;
……

价值感、爱与被爱、亲密、被认同、有意义……

生命力、精神、灵性、核心、本质……

具体事件的内在历程

　　小布丁总是一副谦和的态度，但是难掩焦虑和恐慌。他会在突然之间的自信与长期的无价值感之间来回摆动，特别在意社会主流认可的"权威人士"的意见和评价。但这种让他瞬间获得自信评价的效力似乎维持不了太久，并且他的谦和会在遇到比自己"差"的人时渗出一丝鄙视与傲慢，又会在被"权威人士"忽视时引起暴怒并发出强烈的指责，这让人甚为诧异。小布丁的内在世界是阶级性的，它成为一种背景色印染进他经验具体事件的内在冰山并影响行为。他无法与人建立起亲密关系，内在总是会产生一种随时被遗弃的感觉。在他的内在世界中，人与人之间的关系不是支配就是服从，处于自己上位的就必须讨好，处于自己下位的就会鄙视。他一方面担心上位的人遗弃自己，另一方面担心下位的人追上自己，不允许自己哪怕有一天不处于竞争状态，否则就会被巨大的焦虑感和恐惧感笼罩。

　　内在世界如同内在系统的原型，以某种隐含但又强大的力量渲染着个体内在的氛围，影响着个体的思维方式、情绪启动以及人生态度。研究个体的内在世界能让我们对其内在形貌进行宏观的把握，进而对其遇到具体事件时内在的经验和历程进行全面深入的理解。小布丁内在世界的阶级模式就注定了他在遇到具体事情的时候会以阶级的形式来理解经验，这就如同生长在某种属性土壤中的树木，外表看起来似乎与其他地域所生长的树木无异，但是树皮、树干、枝叶、花蕊及果实里面都含有与其所生长土壤相似的元素。

成长模式的内在世界

在成长模式中，人们坚信并能够感受到自我与生命力的联结，根据自己的独特性和内在资源来界定自己，融合并尊重彼此之间的差异，乐于借合作、观察与分享来发现自己与他人，人们能够如实地表达自己的感受；在关系中感知平等，并将关系建立在人人平等的价值之上，将角色与自我认同进行明晰的区分，人们能够感受到爱，拥有自我，尊重他人，彼此认可和欣赏，自由表达。在成长模式中，事件是许多变数与其他事件造成的结果，问题通常有许多解决方案和方法，人们根据自己的准则进行选择；人们将改变视为事物发展的规律，并在改变自己的过程中体验自信，因此欢迎改变并在改变时，觉得兴奋、有联结和爱。

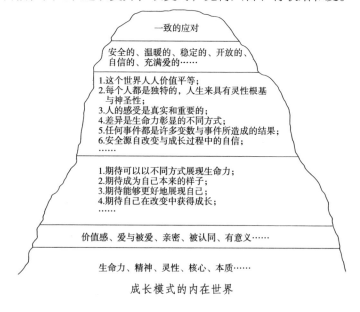

一致的应对

安全的、温暖的、稳定的、开放的、自信的、充满爱的……

1.这个世界人人价值平等；
2.每个人都是独特的，人生来具有灵性根基与神圣性；
3.人的感受是真实和重要的；
4.差异是生命力彰显的不同方式；
5.任何事件都是许多变数与事件所造成的结果；
6.安全源自改变与成长过程中的自信；
……

1.期待可以不同方式展现生命力；
2.期待成为自己本来的样子；
3.期待能够更好地展现自己；
4.期待自己在改变中获得成长；
……

价值感、爱与被爱、亲密、被认同、有意义……

生命力、精神、灵性、核心、本质……

成长模式的内在世界

一致的应对

安全的、温暖的、稳定的、开放的、
自信的、充满爱的……

1.这个世界人人价值平等；
2.每个人都是独特的，人生来具有灵性根基与
　神圣性
3.人的感受是真实和重要的；
4.差异是生命力彰显的不同方式；
5.任何事件都是许多变数与事件所造成的结果；
6.安全源自改变与成长过程中的自信；
　……

1.期待可以以不同方式展现生命力；
2.期待成为自己本来的样子；
3.期待能够更好地展现自己；
4.期待自己在改变中获得成长；
　……

价值感、爱与被爱、亲密、被认同、有意义……

生命力、精神、灵性、核心、本质……

内在世界

表里如一的应对

安全的、温暖的、稳定的、开放的、
自信的、充满爱的……

1.领导欣赏我的时候，我会觉得自己的
　价值被看到了；领导批评我的时候，我
　认可他说的那个做错的事，而不是我不好；
2.我和身边的每个人都很独特，并有自己的价值
　展现方式；
3.我喜欢自己可以体验到不同的感受，这让我觉得
　自己的生活很丰富；
4.我愿意按照规则去做事，但是不会按照规则去衡
　量自己的价值；
5.每一次改变我都可以发现不一样的自己；
　……

1.我期待可以以不同方式展现生命力，工作只是其中一方面；
2.我期待活出我自己本来的样子；
3.我期待能够通过不同的方式和方面更好地展现自己；
4.我期待自己在改变中获得成长；
　……

价值感、爱与被爱、亲密、被认同、有意义……

生命力、精神、灵性、核心、本质……

具体事件的内在历程

在生活和工作中，花生似乎总是充盈和灵活的，如同一棵在阳光中自由伸展和生长的大树。接触她的人总是能够被她的真诚感染。她的言谈举止、行为表现恰到好处，在尊重上级的同时透着不卑不亢的自信，对朋友和亲人又自然地流露着亲密和信任。当然她也会伤心和难过，也会承认自己的局限，但那种对自己和他人的真诚会让人感受到涌动的生命力。她是那么让人舒服，总是抱着好奇和开放，欣然接纳对方与自己的差异，并觉得这是一件有趣的事情。她总是能看到更多和更全面的部分，尤其是能够从失败的事情中看到努力和用心。她所做的事情并不是为了获得别人的认可，而是认为应该那么做。当然被别人表扬的时候，她也会很开心。她对任何的改变总是充满了期待和欣喜，似乎这能够带给她绽放生命的新方式……

成长的内在世界与阶级的内在世界有如此大的差异，难怪萨提亚会以"第三度出生"来比喻人可以放下求生存的模式，活出自己的生命力。

萨提亚说，通过观察人们如何界定关系、如何界定人、如何诠释事件以及对改变的态度，就可以了解一个人。我们以这四个方面为维度，按照冰山的结构就可以勾勒出一个人的内在世界，并在此基础之上理解人们面对具体事件时的内在历程和外在行为表现。

慈悲之爱促进内在世界的转化

在人性本质的光辉中，内在世界可以实现从阶级模式向成长模式的转变。在转变的过程中，爱是非常重要且经常被运用的部分。在萨提亚模式中，对于爱的理解和体悟关乎每一个改变的发生。笔者经过充分的自我体验和长期临床观察发现，萨提亚治疗模式所说的爱具有深刻的含义，与东方文化中慈悲的内涵和精神能量一致。接下来，笔者通过阐述慈悲的内涵来进一步论述：在萨提亚家庭治疗模式中，爱是促进改变的重要元素。

在中国传统文化中，慈悲是对爱更加细致和深入的表达。"慈"和"悲"是两个词，两者的根基都是爱，但是又有本质的区别。《说文解字》："慈，爱也。从心、兹声。"兹的意思是草木茂盛，慈为心底自然而然生长出的东西，可理解为心的自然天性。慈在中国传统文化中具有父性的意象。男性父爱的扩充，是慈的基本。正如慈的意象，心上草木繁盛。慈是心的自然属性，具有力量的象征，是心中对于生命力量的坚定，是坚信生命在面对困苦和艰难时，能够一直保持向上的生长。

佛家讲的"无缘大慈"就是对普遍生命所具有力量的理解和坚信。唯有如此，才能以慈使人离苦得乐，与自己生命的本质联结起来，活得更加自然、自信和自在。这就如同萨提亚家庭治疗中的治疗信念："我们都拥有内在资源以成功地应对和成长。""改变是有可能的；即使外在的改变有限，内在的改变仍是可能的。"因此，慈是对生命力的坚信和坚定，如同

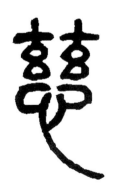

小篆"慈"（图片源自网络）

信念一般——可以唤醒和激活改变及成长的力量。在心理咨询和治疗的过程中，咨询师所做的很大一部分工作就是以慈来唤醒来访者的力量。即使来访者自己都失去了信心，咨询师的坚定也会激发其内在的生命力。

清代段玉裁《说文解字注》载："悲，痛也。按憯者，痛之深者也。恫者，痛之专者也。悲者，痛之上腾者也。从心。非声。"悲，心上之非，因违背生命的自然而痛楚、哀伤。同感其苦，怜悯众生，并拔除其苦（拔苦），称为悲。由此可见，悲与慈不同，慈强调对生命力量的坚信，而悲强调的是对他人痛苦的深度共情。悲在中国传统文化中具有母性的意象，是母爱的扩充。

佛家讲的"同体大悲"是指观一切生命与己身同体，而生起拔苦与乐、平等绝对之悲心。唯有如此，人的痛苦才能被他人理解和承接，生命与生命才能产生深度的联结，不再独自承受生活之苦。悲体现着愿意以此心感受彼心的痛苦，并与对方在一起的情感。在咨询中，体认来访者的悲具有非常重要的意义，代表着咨询师能够体验和理解来访者的痛苦，并愿意坚定地与来访者在一起。如果说慈能够激发生命的力量，那么悲就为人性的脆弱提供了容器和处所。悲让人感受到人性的温暖和接纳，从而为生命力量的唤醒奠定了基础。

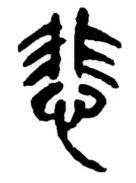

小篆"悲"（图片源自网络）

虽然慈和悲功能不同，但是都是从心而发出的爱，发自对生命本质自然的爱，两者相辅相成，缺一不可。因此，中国家庭教育要求父亲严厉、母亲悲悯，体现着传统文化对人性的洞悉和理解。父亲要发挥慈的功能，让孩子在成长的过程中通过父亲感知生命的力量，并内化为自己对生命力的坚定；同时，自己那些成长中的情感部分将在母亲那里得到深度的共情和容纳，刚柔并济，实现人格的成长和完善。

与此类似，在内在世界的转化过程之中，正是慈悲之爱促使了转化的发生。正是对生命的慈让萨提亚家庭治疗模式透过各种各样的人生之苦，看见生命力的根源和价值的宝藏。有了慈对生命力的理解和坚信，才会使得悲更自然地得以共情和接纳，慈是悲背后的力量支撑。有了悲对痛苦的充分容纳，才让慈的力量更加坚定和完整，悲是慈的怀抱和土壤。萨提亚怀着对生命的慈悲之爱，发展出了萨提亚家庭治疗模式，并通过系统的方式让人们在慈悲光芒的照耀中活出了自己原本的状态。

六、转化的信念

信念是人们对人际关系、人、事件、改变的内在观点。外在世界以何种面目出现于人的内心世界，需要通过信念的加工和重构，信念如同内心看待外在世界的眼睛。在阶级性的人际关系中，人们倾向于相信人与人之间是不平等的；只有个别身处高位的人才有价值，其他人价值比较低或者没有价值；事件发生的原因是单一的，事件的对错评价标准掌握在那些看起来更强大的人手中，人们用阶级性的观点来认知世界、自己和他人，使自己处在压迫之中，大部分时间要以讨好、指责、超理智或打岔等方式获得微弱的自尊，内心充满了愤怒和无助。萨提亚模式注重改变的发生，指的就是将人们从阶级性的压迫和苦痛中拯救出来，让人们在平等、开放的情境中获得心灵的解放，秉持那些生发自生命力展现渴望和期待的信念，与内在、外在保持一致，从而形成内外和谐流动的整体。

因此，深刻理解萨提亚的治疗信念至关重要，这些信念努力向我们展示了一个不同于阶级性的平等世界模样。我们的内在只有拥有这样的信念才能看见世界的全景，才能看见更多美好的真相，才能在治疗的过程中始终保持积极正向的立场，最终让来访者意识到自己原本的苦痛来自执着于对世界和他人的片面认识，从而实现整合和转化。

若始终秉持促进人的完整一致的视角来理解萨提亚的信念，则会更清晰地明白这些信念要努力呈现给你的实质。这里，我们试图从萨提亚理解人的四个维度来探究这些信念。

对关系的信念

①父母在任何时候都竭尽所能。

看到这个信念的时候，很多人难免会感到困惑，特别是在"原生家庭创伤"被广泛接受的时代。其实这里有一个问题，全天下的父母是一样的吗？萨提亚从来拒绝以偏执的角色来定义人。将父母单纯地定义为某种角色时，我们就在以一些观念群组去构建父母。比如在中国文化中，父亲是山，无论任何时候他都不能表现自己的脆弱；母亲是海，要无私地奉献自己的一切，不能有任何的怨言。当父母被这些观点群组代替，我们就无法看见他们也是人。人本来就具有的那些软弱性和局限性被拒绝，父母以人的本质所处的具体情境也会被忽视，这些真实的存在没有了容身之处或者被深深地压抑，就造成了父母内在的分裂，或者以其他更为激烈的方式爆发，从而给子女造成创伤。

父母被认知为这些僵化的观点群组，就会引发人们在具体事件上对父母僵化的期待。当这些期待不能被满足的时候，子女心中的父母形象会受到损害，来自父母的爱会被质疑，子女的自我价值受到了威胁和破坏，并在心中形成未完成的期待，成为人生执着并受苦的来源。为了让父母更为人性，我们应该以人性的目光来理解父母，使其回归人的本来面目，给予子女与父母关系具体的情境。

首先要认识到父母的本质是人。这意味着他们曾经是孩子，是青少年，也是在某个不完美的家庭中成长起来的，内心也有过这样那样的创伤。说到这些的时候，父母在你内心的形象是否有了一些变化呢？是否能看到他们也受到了很多的限制？

当父亲从集市回来忘记给你购买许诺的糖果时，曾经的你伤心难过，觉得父亲忽视了你，甚至觉得他不爱你，可是现在你愿意看看他在集市上为了卖掉筐子里的蔬菜焦急且大声地吆喝么？你愿意看看他因为担心挣不够你的学费而怨恨自己无能么？你愿意看看他在外面备受委屈却咽进喉咙里的眼泪么？……当你看到他所承担的这些，他依旧努力地想记住给你承诺的糖果，无奈养家糊口以及创造美好生活的各种压力拉扯着他的注意力，疲惫的身体和内心需要他集中精力，最终他忘记了。现在，尝试着赋予他作为人的平等，将其置身于具体的情境去看看他是否已经竭尽全力了呢？若你是子女，看见了没得到糖果之外的真相，你心中的父母形象发生了怎样的变化呢？作为父母，看见了自己作为人在当时的情境下已经竭尽全力了，自己的那些内疚又发生了怎样的变化呢？

②父母往往重复自己成长过程中所熟悉的模式，即使这些模式是功能不良的。

父母并非天生就是父母，他们曾经也是孩子。因此当他们第一次成为父母时，唯一能做的就是自己曾经如何被对待，就按照这样的模式来对待孩子。被父母指责着长大的孩子，可能也会指责自己的孩子，因为他们没有被平等地对待过，他们不知道还有更好的模式存在，以为这就是唯一能够表达爱的方式。这不是他们的错，也不是他们父母的错，这只是一个事实。

③人因为相似而联结，因为相异而成长。

在人际关系中，相似性是个体能够获得联结的基础。人因相似而联结主要体现在以下几个方面。

首先，每个人都是宇宙相同能量的独特显现，也就是从本质上讲，人人相同，这就使得人从内在产生了最基本的安全感。当你遇到一个陌生人，无论他与你肤色是否相同、语言是否相通，只要你从内心笃定他和你都是相同的生命，这就构成了人类的整体感。特别是全球化的今天，这种整体感得到了前所未有的增强和体现。其次，相似性体现为人都在努力地使自己的生命力得到最大程度的显化，因此我们才能够在行为、观点、感受、期待和渴望层面相互理解，这是我们能够跨越阶级性达成心灵平等的重要原因。无论从事什么工作，酬劳多少，人们在各自的行业中努力地呈现自己的生命价值，展现自己的生命力。最后，人的相似性体现在内在历程上，无论外部世界发生了什么，人的内化过程总是在观点、感受、期待、渴望和生命力的层面进行。在理解一个人时，我们总是让自己的内在与对方的内在进行互动以达成紧密的联结。人的相似性构成了人性的基础，为人类的心灵消除了怪异的恐惧，产生了最基本的安全感和天然的被接纳感。

相似的部分使人与人之间产生了联结，但如果只有相似的部分还不能真正地成为自己。我们每个人都具有生命能量，但生命最珍贵的部分在于人可以以自己的方式去显化生命能量，从而确立自我意识，完成自我实现。因此，这里的相异是指个体的独特性，荣格使用"自性化"这一概念来表达这个过程：一个人最终成为他自己，成为一种整合或完整的但又不同于他人的发展过程。于是，自性化意味着人格的完善与发展，意味着接受且包含与集体的关系，意味着实现自己的独特性。个体具有独特性是一方面，更重要的是，个体是否能够接纳自己的独特性并能够发展自己的独特性。这就需要我们拥有成为自我的勇气，打破各种各样的规条，接纳和承认自我的独特性，甚至忍受这些独特性在遭受某些规条审视和评判时所带来的内心煎熬和自我怀疑，感受生命力在不同个体显化过程中的独特性需求，以相异的方式获得自我成长。

④健康的人际关系建立在平等的价值之上。

人与人之间的关系要么是平等而成长的，要么是阶级而僵化的。健康的人际关系必须建立在承认人性本质的基础之上，即人与人之间价值平等，而且每个人都以自己独特的方式去展示自己的价值。这样建立起来的人际关系系统，以相互尊重、接纳、理解和真诚为基石，人人都能在系统中获得滋养并滋养他人。否则，丢弃价值平等的基础，人与人之间将陷入支配/服从的阶级模式，生命的自由将让位于求生存的需求。

⑤人类发展的过程具有普遍性。

虽然人与人的肤色、相貌、文化、民族、习俗等有着巨大的差异，但生命的发展历程和发展规律却是一致的。从呱呱坠地时对父母照料的依赖，得到爱的时候对生命的滋养，被伤害的时候产生愤怒和退缩，人类的心理规律具有普遍性。萨提亚治疗模式正是建立在对生命和人性的深刻洞悉之上，因此适用于一切文化与环境。

对人的信念

①我们都拥有内在资源以成功地应对和成长。

人的统整性在时间、空间、事件等维度上都应有所体现。人类进化的历程从某种程度上讲就是其整体资源积累的过程，基因的不断进化不正是明证么？人类经历了多少苦难才发展到今天，正是因为能够在时间和空间的流动中进行资源的不断积累和运用，这是人类的伟大之处。与此类似，个体从过去一路走来，站在某个时间和空间的节点上，那就足以证明我们是具有生活下来的内在资源的。因此，当一个人经历无数艰难存活下来，如果我们将全部注意力放在他现在的痛苦上，就是已经放弃了对他统整性的把握，甚至放弃了他作为人的重要部分。只有将目标聚焦在他于困苦之中的所作所为，聚焦在他是通过哪些内在资源生活到现在的，才能重新以统整性的方式来认识人性。也就是说，应该承认人的痛苦，但更应该看到是什么让他在痛苦中生存了下来。这些让他活下来的资源完成了他从时间、空间、事件上的统一，能够实现他作为统整的人对未来的延续。

人在绝望的时候并非没有了内在的资源来应对危机，而是他没有看见自己的资源，由此统整性被危机割裂了，失去了与过往积累资源的联结，由此导致应对的局限化和片段化。遇到危机和困难时，与自己的资源联结意味着以现在为联结点，联结过去时间、空间、事件中自我的内在品质、特质等，从而形成与过去的统一。现在去看那些所谓的问题，一定会发现还有更多的选择，让我们成功地应对危机或困难，进而带着资源统整的自我在征服困难的过程中实现成长。

②我们有许多选择，面对压力时要做出适当反应，而不是对情况做出即时反应。

即时反应是求生存的反应模式，它是在成长的过程中习得的。因为某些成长的压力情境，人们形成了一些对自己的负面观点和情感。在这种情境下，为了获取生存的资源，比如来自他人的关注、评价、给予等，人们习得了不一致的应对姿态，多次强化后，外在不一致的应对姿态与内在对自己负面观点和情感的联合构建出一套反应模式。每当有类似的情境发生，人们就会启动固化的行为模式，从情境的判断到观点的重现，从内在的感受到应对姿态启动，形成具有自动化性质的连锁反应，这一切都是在极短的时间内完成的，似乎成为人们应对压力的唯一选择。不可否认，这在当时是最适当的反应模式，但在情境已经发生变化、自我已经成长的此时此刻，会造成对当下时空的割裂。

要从时空的凝固性中将自我拯救出来，就必须看到自己的成长和情境的改变。在时间和空间的流动中，我们的身体和心灵都获得了成长，并且拥有了许多资源。只有建立起自我在时空中的连续性，才能以更为完整的面貌来应对此时此刻的压力，并以完整的自我看到新的可能性，从而做出不同于彼时彼刻的选择。因此，与彼时彼刻类似的情境发生时，我们需要停顿一下，这是与熟悉的自动化反应模式拉开一点距离，问自己一下：我是谁，是曾经年幼的自己还是长大后的自己？此刻的压力是什么？长大后的自己除了熟悉的反应模式，还能有其他的选择么？所以当压力来临时，停顿是珍贵的，它是自我从习惯化的分裂走向完整的开始。

③治疗师应把重点放在健康与各种可能性上，而不是病态上。

病态是外在的表现，内在发生了什么以及是如何发生的才是重点。这是将人当成一个统整的系统来看待，如同中医在人的整体性及其与自然环境、社会环境的整体性框架内去理解病情。若只聚焦于病态，会割裂人的统整性，容易陷入直线性思维。

我们应该本着统整观去理解病态，认识到病态只是内在系统运行不良的外在表现形式，或是对自身功能造成影响的一种选择。试想，当以病的态度来认知发烧，就会将注意力放在如何消灭烧上，如果认为发烧只不过是身体内白细胞与病毒抗争的外在表现时，你的认知就更接近统整性的本质，自然就有了更多的接纳和允许。因此，当目光再次回到人的统整性，病态就会重新被赋予公平的意义。

④问题本身不是问题，如何应对才是问题。

这是萨提亚看待人的非常重要的信念，反映了她治疗哲学的识人观及其人本情怀。具备了超越问题看人的信念，才能将人与问题进行区分，让人重新回到人性本质的丰富性之中。

在萨提亚看来，问题只是内在应对模式在具体情境之中所呈现的结果而已。问题带入了一个情境，提供了理解内在运行机制的窗口，透过问题可以探究个体经验的内在，并将其予以呈现，从而更深入地理解个体的内在世界。

譬如，一个孩子不肯去上学，这在父母眼中成了一个问题，孩子也被贴上"不肯上学的孩子"的标签。但在萨提亚看来，不肯上学并不是问题，透过不肯上学这个情境，可以看到孩子通过不上学来应对被老师指责之后的无价值感。

⑤感受属于我们，我们拥有它。

我们总有种错觉，觉得是别人和外在的事情导致了自己的感受。我们会说：都是因为你做错了事情，我才这么生气。我要惩罚你，因为你让我这么愤怒。……当我们将感受的来源归咎于外在，就是将自身的一部分权利出让给了他人，似乎别人能够决定我们的喜怒哀乐。那么，为了获得好的感受，我们就会讨好别人；有了不舒服的感受，我们会指责和埋怨别人。感受是我们的一部分，有时候它来源于对意义的赋予和秉持的信念。譬如，脚被踩了，你会愤怒，因为你觉得他是故意的。但是看到对方是个盲人，你的感受瞬间就会有变化。有时候感受来源于未满足的期待。譬如领导的评价会非常影响你的感受，那可能来源于幼年时对父母未满足的期待。当感受到来的时候，它属于我们，与我们内在的运行机制有着密切的关系。接纳感受的那一刻起，我们就踏上了统整的道路。

⑥人性本善，想与我们的自我价值感联结并予以实现，就必须发掘自身的内在宝藏。

对人性本善的坚定决定了人们对不同表象的理解，决定了治疗的面向和态度。人人都具有价值是萨提亚对人类自我界定和认知的巨大贡献。每个人都有自己的资源，如同埋在地表之下的矿藏。对于这些资源的看见和确认，能够让自我价值感获得触碰和联结，发掘自身的内在宝藏是人类与自身生命能量进行联通的方式。我们能够与自我的资源待在一起，就能时时刻刻体会到为人的喜悦和生命的流动，灵活地在符合自我、情境与他人的统整中感受生命的一致。

⑦迈向统整的目标之一是接纳父母也是人，与父母在人性

的层次而非角色的层次相遇。

承认这一点的前提是我们愿意为自己负责，而不是将父母作为单一的角色让他们替我们承担责任。当自己愿意为自己负责的时候，我们就从完美投射的襁褓中睁开眼睛，将父母作为人来看待了。发现和接纳父母是优缺点并存、发展与局限共在的人，让他们逃脱被角色禁锢的牢笼，还他们为人的自由。

⑧应对方式是我们自我价值层次的展现；我们的自我价值越高，应对方式就越统整。

应对方式是人类内在运行机制的外在呈现结果，而内在的运行机制是以自我价值为核心和基础的。自我价值越高，我们就能清晰地将发生的事件与自我价值进行区分，让事件以贴近真实的方式被自我内在经验，在高自尊的状态下进行一致性的应对。当价值不由自己决定时，外在事件被知觉为对自我价值的威胁，此时迫于求生存的压力，我们就会自动化地使用不一致的应对方式。

⑨ 一致性与高自我价值感是萨提亚模式所追求的主要目标。

一致性能够让生命不受求生存的禁锢，在自我、他人和情境构成的有机系统之中自由绽放，是生命应得的尊重和权利。高的自我价值感是人与自我生命力进行联结之后的状态，是人性获得承认的结果。萨提亚模式的目标就是让人在高的自我价值感中以一致性的方式生活，获得自尊、自由、自信和自在。

⑩大部分人倾向于选择其所熟悉的而非舒适自在的，特别是在承受压力之际。

有一条路你走了很多年，它曾经是最好的路，你知道路上的每一个路灯、每一个店铺，它让你感觉熟悉而安全。但实际上这条路已经年久失修，路上坑坑洼洼，下雨污水横流。现在有很多条平坦且风景优美的道路可供选择，但是为了那份熟悉你依旧会自动化地走上这条不怎么舒坦的路。

我们之所以会形成自动化的反应就在于熟悉，这让人感到安全。产生自动化的反应时，我们不会犯错、不会脱轨，甚至连会产生什么样的后果都能掌握。这种模式曾经为弱小的我们提供过保护，但时过境迁，我们已经长大了，它已经不再是最符合当下生命需求的模式。

⑪我们是同一生命力的显化。

人的本质来源于宇宙的同一能量。精子和卵子相遇的那一刻，并非人类创造了生命，而只是显化了生命，让宇宙的能量通过人类得以呈现。因此，我们具有共同神圣的来源，并以此作为平等和丰富的奠基。

对事件的信念

①我们无法改变已经发生的事件，只能改变事件对我们的影响。

事件是已经发生的事实，事件并不重要，重要的是我们如何理解和经验事件。因此，无法改变也不必改变事件，只需要聚焦改变事件对人的影响，当以更系统和更贴近真相的视野去看待事件，带着现在的力量和觉察去理解事件，事件对我们的影响就会发生转化。

譬如，幼年的你认为自己做错了事，因此父亲回到家才对你不理睬，你觉得很受伤，感受到较低的自我价值。这件事在过往的时空中已经无法改变，但现在你以更全面的方式回顾那个时候，你发现父亲那天被告知下岗，而母亲则因长时间生病需要钱来支持治疗，此时，这个事件对我们的影响便会发生改变。

② 欣赏并接纳过去，可以提升我们管理现在的能力。

如何让过去成为过去是萨提亚治疗模式致力的工作之一。过去的事件已经过去，但影响可能还在。以过往的时空对当下进行割裂，我们便不能真正地活在当下，管理当下。

只有接纳过去，才能让过去过去。

要做到接纳过去，就要以更全面更系统的方式看到过去，承认过去的负面影响，也能看到其中积极的部分，看到自己在过去所做的和所努力的。还过去以更全面的真相，增加对过去的接纳度，提升现在的管理能力。

③过程是改变的途径；内容形成了使改变发生的情境。

萨提亚所说的改变并非只是简单的表面性的改变，而是系统性的内在的改变。如同萨提亚经常列举的管道工的例子，我们需要看到水流在流动的过程中被卡住的地方，并将其疏通从而使流动更加顺畅。这个改变需要将流动的过程作为途径才可以实现；而内容如同水流，能够形成情境，帮我们觉察和发现被卡住的点。

对改变的信念

①改变是有可能的；即使外在的改变有限，内在的改变仍是

可能的。

对人能够做出改变的信念是萨提亚治疗模式的基石之一。改变让人的自我价值感和一致性得到了提升。

当人们痛苦时，最直接的想法就是改变外在和改变别人，但事实证明，这样的期待通常会落空，由此会引发人们巨大的挫败感和自我怀疑。萨提亚坚信并不是外界和他人让我们痛苦，而是如何经验事件、赋予事件意义以及对待世界的态度让我们痛苦。因此，她倡导改变从内在开始：我们可能无法改变世界，但可以改变看待世界的方式；我们可能没法改变他人，但可以通过改变自己影响他人和系统。

②希望是改变的一个重要成分。

人们愿意改变是为了感受更好，萨提亚看到了并聚焦于这个正向的动力。希望是一种更好的可能性，是植根于生命无限的可能和潜力之上的真实，是如此的美好和令人向往，以至于人们愿意跨出熟悉的感觉进行冒险，做出改变从而让生命以更丰富的方式进行呈现。

③治疗是为了自己做出选择。

治疗并非教给人们做什么，也并非聚焦于具体问题的解决，而是让人们看到自身的资源并能够与自己的生命力进行联结，从内在提升自我价值感，引发外在应对的改变。

对外部世界的理解影响着人们内在世界的能量性质，决定着自我的界定以及如何在世界上生活。人们在理解世界的过程中为自己的生命之树营造出生长的内部氛围和外部环境，也为针对自己的治疗构建了基本的面向。本章通过阐释中国传统文化和萨提亚治疗模式对世界的认识，在人性的自然性和统整性层面达成了一致，尝试以中国传统文化的气氛更精微地理解萨提亚治疗模式对世界的认识，并以萨提亚治疗模式对世界认识的方式更具体地感受中国传统文化，从而在两者的碰撞中让我们更好地用心、用脑，对内部世界和外部世界有更为清晰的认知和更为深邃的感悟。

第二章 与时偕行的生命展现

　　中国古代典籍中真正称得上博大精深的著作当首推《易经》，它是群经之首、民俗之根、百家之脉、万法之宗，是华夏思想的源头，是中国哲学的鼻祖。《易经》将"天、地、人""精神与物质""时间和空间"进行了完美统整，构建出浩瀚无垠又精细入微的世界，让人能够存在于天地，让天地进入心灵。它给人类提供了认识世界和认识自己的方式，对儒释道有着巨大的影响，奠定了中国人的哲学观、世界观和价值观，同时影响着中国人的心理模式。

一、《易经》对时间与空间的统整

　　《易经》最核心的思想之一就是与时偕行，这是我们达成天人合一目标必须遵循的宗旨，也是实现天人感应的必然条件。既然我们作为道不可分割的一部分，那么要达成自身的统整就要想方设法与之感应，为实现与道偕行提供依据和路径。最能体现道的外在形式的是时，而时是对世界流动性、变化性、发展性和能动性的最高概括和把握。对比西方哲学对空间的过度重视，中国哲学对时的内涵赋予更贴近世界本质的感知。这里的时并不只是时间的概念，而是更具规律、能量、趋势等内涵。这也形成了中国哲学和传统文化重心轻物的特点，显示了对本源和本质的追求，避免迷失在芸芸物象之中。把握了规律、能量、趋势之后，具体的物就是这些在空间之中的具体呈现。如同《道德经》第十六章曰："夫物芸芸，各复归其根。归根曰静，是谓复命。"归根复命即是对时的感悟和追溯。当然，中国哲学中时的概念并不是抛却空间性，而是以时来统整空间性，以此完成能量和物质的统整，达成对生命本质的理解和生命展现的统整。空间在时间之中获得变化和发展，时间在空间中展现出具体的形貌。重心轻物并非重视其中之一，而是强调两者的统整，强调空间要统整于时间，看重空间在时间之中的变化与和谐。战国时期的著作《尸子》最早提出"往古来今谓之宙，四方上下谓之宇"，这是迄今在中国典籍中找到的与现代时空概念最早的对应。刘安《淮南子·原道篇》载："神托于秋毫之末，而大宇宙之总。"高诱注："宇宙，谕天地。总，合也。"《荀子·王霸篇》载："农夫朴力而寡能，则上不失天时，下不失地利，中得人和，而百事不废。"这是对与时偕行的进一步阐释。天时就是总的能量和趋势走向，地利就是在当时的能量和趋势走向下的空间形貌和特点，人和则指此时此刻的时空之下人心的感应和态度。因此，天时、地利、人和体现了时空统整的重要性和应用性。

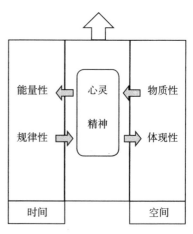

二、人以心灵参与并完成时空的统整

人是宇宙能量的独特显化，如同《道德经》所说："道生之，德畜之，物形之。"这是对生命时空统整的高度概括。生命本质的能量性、规律性通过心灵和精神系统作用并施加于外在世界，实现物质化的体现。因此，一方面，时空的统整性体现在随着时间的流动，规律性和能量性在空间伸展，并以具体的事件发生、发展，具象物体的产生和消亡是彰显的方式；另一方面，时空的统整性体现在空间的物质性会透过心灵和精神反作用于时间的能量性，荣格因之提出了精神系统的能量受到外在经验影响的观点。我们也能直观地感受到：获得成功的时候，我们的精神会获得滋养和提升。或许可以这样理解，时间和空间在心理层面以心灵和精神进行着统整。

老子在《道德经》第一章强调："常无欲以观其妙，常有欲以观其徼。"这是将道的时空统整性进行标定，并为后续的论述提供了基调和氛围。

中国传统文化和哲学引导人们要达成的目的是天人合一，途径是天人感应，遵循的宗旨是与时偕行。换句话说，通过天人感应的方式达成天人的统整、和谐，而这个过程必须是在时间和空间统整的前提下，否则无法进行感应，也无法实现天人合一。

天人合一，远则关乎人的精神境界追求，近则关乎人的身心健康。当生命能够在时空的统整之中自然而然地流动和展现时，身心和人格就能够充分发展，内外将获得统整和平衡，人将体会到身心的愉悦和满足。反之，生命能量的流动在时空中受阻时，则会导致各种身心病症。

三、萨提亚家庭治疗模式对时空统整的理解

萨提亚家庭治疗模式追求的目标是人的一致性，即实现自我的统整，自我与宇宙能量的统整。萨提亚在晚年对一致性有了更深入的感悟。

她认为，一致性与普遍存在的生命力保持和谐一致。存在于宇宙当中的我们，已经触及一种能量，它来自地球中心，带给我们一种根基感；它来自天堂，带给我们自身的直觉。它在任何时刻都会静候在那里，等待我们去加以利用。[1]

可以看出，这是天人合一的西方式表述。萨提亚认为，生命的本质是能量，是来自宇宙的能量，所有人都是宇宙能量的显化。她认为，精子与卵子的结合并不是创造了生命，而是显化了生命。这与中国哲学对生命本质的理解是一致的。老子说，万物是"道生之，德畜之，物形之"，是生命能量彰显的具体方式，万物之中都蕴含着道。因此可以"常有欲以观其徼"，在万物之中觉察和理解能量的踪迹。

萨提亚认为，生命在时空的统整之中畅通流动和彰显时，人

---

[1] 维琴尼亚·萨提尔、约翰·贝曼、珍·歌柏等：《萨提尔的家庭治疗模式》，林沈明莹、陈登义、杨蓓译，张老师文化事业股份有限公司，2020年，第97—98页。

就能够获得充分发展，身心保持健康。萨提亚运用冰山的隐喻来表达生命能量的彰显和流动。

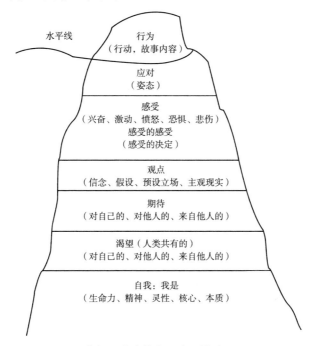

水平线

行为
（行动，故事内容）

应对
（姿态）

感受
（兴奋、激动、愤怒、恐惧、悲伤）
感受的感受
（感受的决定）

观点
（信念、假设、预设立场、主观现实）

期待
（对自己的、对他人的、来自他人的）

渴望（人类共有的）
（对自己的、对他人的、来自他人的）

自我：我是
（生命力、精神、灵性、核心、本质）

萨提亚治疗模式"冰山模型"

冰山的底层是生命的能量（萨提亚称之为生命力）、灵性等，其本质都是能量，它透过生命的渴望（能量彰显所需的条件，即被爱、被重视、重要的、有价值的等）彰显为具体的期待（我期待被妈妈拥抱和亲吻，从而感受到被爱；我期待获得第一名，感受到我是有价值的）。我们可以借用与时偕行来理解萨提亚生命能量的彰显过程，即生命的能量通过期待实现在空间的展现和彰显，从而达成能量的时空统整性。渴望则居于中间，既具有时间性又具有空间性，既具有能量性又具有物质性，是一种特殊的中间态。

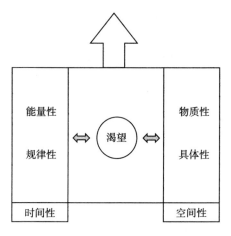

同样，我们可以将萨提亚冰山理论中的自我生命能量和规律性的部分看作具有时间性的，生命的能量通过渴望从时间指向空间的具体事件和具体物，具有了时空的对应和统整，并在对应的时空统整之中得以彰显和绽放。生命能量透过渴望产生具体的指向，萨提亚称其为期待。比如在一个孩子三岁的某一刻，他（她）的生命能量透过被爱的渴望来到具体的期待——"我期待被父亲举高"来感受到被爱。"我期待被父亲举高"的具体指向蕴含着此时此刻生命能量在时空之中的统整。

时间的能量性在空间中获得物质性的彰显，使得时间以空间的形式获得了意义和形貌，时间的能量性由此被充分感知和具体体验。与此同时，时间的能量性让空间的物质性随着对应时间而不断改变和发展。可以说，与时偕行是空间（物质）让时间（能量）获得形貌和意义，时间（能量）让空间（物质）不断变化发展，如此才形成了时有四序、物随时移。

因此，在萨提亚治疗模式之中，一致性是指生命能量在时空中透过符合此时此刻时空统整的期待获得满足，也就是我们所说的与时偕行，即生命能量的绽放是在某一刻的时间指向的空间中。萨提亚治疗模式追求的生命能量展现的一致性，可以看作西方式的与时偕行。

与时偕行的内涵

能量从时空之中通过渴望伸展至期待层面，实现了时间和空间的一一对应。借用中国传统哲学中与时偕行的概念，萨提亚模式追求的于时空统整之中彰显生命，就指的是生命能量在时间中透过渴望延伸至空间中的期待，即此时此刻的生命能量从时间之中指向了对应的空间。所谓时移势易、时过境迁，都是对时间和空间一一对应的统整性的概括。人的不断发展就是生命能量在时空的一一对应之中不断流动展现的过程，在这个过程中人们感受到自身的成长和内外的和谐一致，从而达成与时偕行。

当生命的能量发展不能实现从时间指向空间的一一对应时，就会出现时空的割裂和扭曲。出现这种情况的原因是能量从当下指向的并不是与之一一对应的空间，而是与过往对应的空间。时间之中的能量与过往的空间之间建立了某

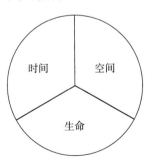

种固化的通道，能量总是通过这个通道从当下被输送至过往的空间，但与此空间对应的时间已经流过，能量就会被过往的空间卡顿。生命能量无法获得真实的绽放，自我只能感受到虚幻的满足感。萨提亚治疗模式称之为对未满足的期待的执着。

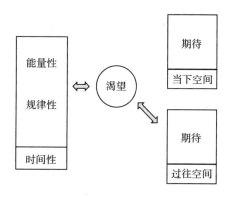

这个固化通道的建立与渴望的强烈挫伤有关。笔者在前文叙述了渴望处在时间和空间之间，是能量向具体事件和事物转化的中间态，既具有能量性又具有物质性，时间（能量）通过渴望实现了向空间（物质）的延伸，空间（物质）通过渴望实现了时间（能量）的意义赋予。当渴望以强烈的期待延伸进空间，其中的能量值是很高的，此时如果物质性的期待被满足，则高值的能量就会以这样的方式得到确定和锚定，自我对于生命存在的感知也会以明确的自我价值沉积在精神之中，并成为生存的积极资源。如果附带着高能量值的期待不能被满足，就会带来强烈的挫败，会产生对生命存在的强烈怀疑，威胁自我的价值。为了获取生存的资源，能量就会通过渴望不断指向与受挫期待类似的期待，以期获得满足，重新让高能量在该期待中获得确定和锚定，转化为自我生存的资源，如此一来就形成了能量与期待之间的固化通道，对外表现为固定化的应对方式，萨提亚称之为求生存的应对姿态。

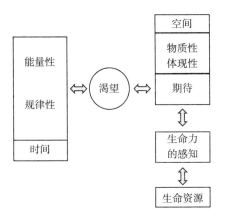

生命的能量在当下却指向了过往的空间，指向了未满足的期待，因此导致时空统整的割裂。比如，在三岁的某一天，"我被爱的渴望"想要通过"母亲兑现生日礼物"来得到满足，这是那一刻生命能量由时间指向与之对应的空间。但种种原因导致当时的期待并未获得满足，"我"将彼时的未满足期待从当时的时空带入时空的持续发展之河，并在当下去追求过往时空中的期待满足。这样的追求势必会导致时空的错位和扭曲。

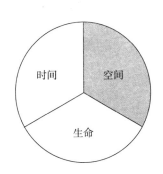

僵化的观点限制与时偕行

观点指人们头脑中所坚信的东西或思维，包括对事物的信念、规条、标签、定义、价值观、世界观、人生观等。观点最初的产生是服务于人的需求，我们以某些观点界定事物、人和世界，这让我们觉得安全、放松和舒适，并为我们采取措施提供依据。如果观点不能随着时空的变化和情境的转变不断拓展、调整、改变，就会停留在过往的时空中，并污染当下的时空，造成生命能量的卡顿，阻碍和限制生命力彰显的与时偕行。

我们可以用一个隐喻来说明它。

在原始森林里，父亲告诉你，看见老虎一定要赶紧逃跑，不然就会被吃掉。你牢牢记住了这个警告，并将其作为保护生命的规条：看见老虎要赶紧逃跑。这在原始森林中确实保护了你的生命。之后你来到动物园，看见老虎转身拔腿就跑。显然，此时此刻，你没有看到老虎是被关在笼子里的，停留在过往时空之中的规条限制了现在的自己。

四、重回与时偕行

如上所述，与时偕行是能量在时空一一对应的统整之中，自由地从时间流向空间，从而获得意义和彰显，同时精神系统和心灵因空间具体事物的生成和事情发展的经验获得滋养，并沉淀出个体感知生命价值的资源。如果能量在扭曲的时空中被固化了，就需要让能量自扭曲的时空之中获得回收，并以时空统整的方式进行流动和彰显。

让能量从被卡顿处回归顺畅

能量被卡顿在过往的空间中，不能与当前的时间一一对应，生命无法达成真实的绽放。与时偕行要求我们将生命能量从被卡顿处回收，并建立时间和空间之间新的符合时空对应统整的通道。

释放被卡顿的能量需要立足于当下，将能量从过往的期待中重新回收进渴望，完成物质性向能量性的退回，使其由固化的形态转化为流动的形态，为建立新的通道打下基础。

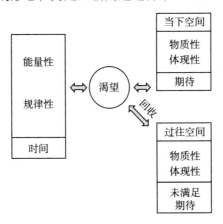

以情境构建进入内在的入口

为了更好地进入时空、感知时空，需要以情境的方式进入内在。这是因为情境之中蕴含着能量，能量也只能在情境中流动。

能量由时间之中经由渴望延伸至空间之中的期待就会让时空被渲染为情境。因此，情境为能量在时空之间流动提供了环境和可能。情境可以让人将注意力从对外的聚焦引入内在，形成看向期待和渴望的窗口。

定位被固化的能量

如前文所述，能量从时间之中通过渴望延伸至空间，以期待的形式付诸具体的事件和对象，实现物质化的转变。当时间与空间一一对应地向前发展时，能量与物质、物质与能量便在时空的对应之中相互转换并一致性地前行，达成与时偕行的发展。但如果能量总是指向过往空间的期待，便会造成时空的扭曲，生命也会被卡顿在过往空间中，造成未满足期待，能量无法在时空之间来回流动，就会导致能量固化。因此，要重新释放和回收被卡顿的能量，就必须进入过往的空间，在未满足期待之中定位被固化的能量。

如何进入未满足的期待呢？首先必须从当前僵化的期待方式入手。在当下，当能量总是以一种僵化的期待方式进入空间，我们就应该提高警觉，为什么能量在空间中展现的方式如此单一呢？而且其中为何蕴含着与当下不相符合的能量值呢？这样的期待方式可能与未满足的期待有关。譬如，我们总能感受到三十五岁的小布丁对领导夸奖和肯定的过分执着，似乎他所做的一切工作和努力都是以此为衡量标准的。当被领导认可和夸奖时，他便觉得自己所做的一切都是值得的和有价值的，也会充分感受到自信和价值感。当自己所做的工作被领导否定时，他便觉得所做的一切都是毫无价值的，内心也会遭受巨大的挫折，觉得自己一无是处。小布丁的能量在空间的彰显方式上显得过度单一化和赋值过大化，这都在指向时空的扭曲，表明小布丁的能量彰显方式僵化与过往的空间可能存在着某种联系，这为我们进入过往空间进行未满足的期待探索提供了基础和依据。

以感受为线索的核查

为了确认生命能量对过往空间未满足期待的指向，必须以感受为线索进行核查。感受是能量的外显形式，有着指针的作用，只有在感受的加持下，我们才能够进行空间的穿越，来到过往的空间将未满足的期待进行准确的定位。过往空间中的未满足期待曾经被赋予了极大的能量值，并固化了能量流动通道，因此，未满足的期待一定会氤氲出穿越空间的感受。

猜测出小布丁当下能量的彰显方式僵化单一与其过往未满足期待有关时，我们就要以当前的期待为基点，以感受为线索，穿越空间进行探索。我们可能会与小布丁展开如下的谈话：

咨询师：你在领导那里期待什么？

小布丁：期待被他认可和肯定。

咨询师：当被他认可和肯定时，你觉得怎么样？

小布丁：我觉得自己很有价值，自己很不错。

咨询师：这种感受会让你想起过去的事情吗？

小布丁：是，父亲肯定我的时候我就觉得自己特别有价值，自己很不错。

咨询师：你的父亲经常肯定你吗？

小布丁：并不是，很少肯定我，我特别想被他认可。

在感受的指引下，我们穿越空间来到小布丁过往空间的未满足期待——对父亲肯定和认可的执着期待。这个期待中卡顿着巨大的能量，并由此形成了时间与空间、能量与物质之间固化的流动通道。

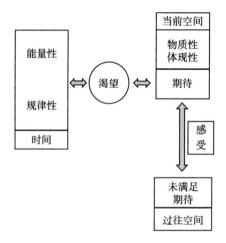

对时空的厘清

未满足的期待会留存在过往的空间中，通过固化的能量流动通道不停地从当下吸收能量，使生命不能在与当下时间对应的空间之中进行彰显。因此，要回收能量就必须厘清时空，立足当下对当下的空间和过往的空间进行清晰的区分。

同样以小布丁为例，我们可以进行如下的谈话：

咨询师：你特别想得到父亲肯定的时候是几岁？

小布丁：五岁。

咨询师：你现在几岁？

小布丁：我现在三十五岁。

咨询师：你可以站起来，走一走，动一动，感受三十五岁的自己。

专注渴望

上文已经谈及，渴望居于时间和空间之间，既具有能量性又具有物质性，时间中的生命能量经由渴望伸展为空间之中的期待，使得能量附着在具体的事件和物质之中并被自我明确感知。实现能量在过往空间的未满足期待之中由物质化向能量化转化也须立足于渴望方能实现，让生命的能量重新聚焦在渴望的部分，而不是习惯地经由固化的通道指向过往空间未满足的期待。

我们可以通过如下对话帮助小布丁将能量聚焦于渴望。

咨询师：父亲的表扬和肯定对你来说意味着什么呢？

小布丁：更多的爱和接纳。

咨询师：看起来你想要的是被爱和被接纳。

小布丁：是的，是这样。

能量聚焦在渴望的层面，并暂停了能量经由固化通道流向过往空间的过程。停止了习惯性的期待方式和行为，新的符合时空统整的通道的产生才有可能。

此时，能量停留在渴望层面，建立新的符合时空统整的通道，让指向与时间一一对应的期待成为可能。与此同时，我们需要梳理来访者的资源，一是立足当下的空间，将其与过往空间进行更进一步的区分，因为人真正长大并不是身体的长大，而是内在对于自我拥有资源的感知和确认。二是锚定自身资源才能在渴望之中补充更多的生命能量，在当下空间中建立符合当下时间的新的更为灵活多样的期待来展现自我的生命。

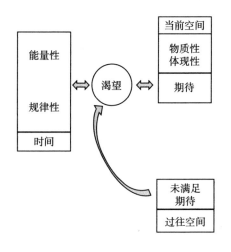

咨询师：你现在多少岁？

小布丁：我三十五岁。

咨询师：那你和五岁的时候有哪些不同呢？

小布丁：我拥有很好的工作能力，我可以照顾好家庭，并且特别能适应新环境。

咨询师：那此时的你可以为自己想要的"被爱和被认可"做些什么呢？

小布丁：或许我不一定非得得到领导和父亲的认可，我也可以自己认可自己。

理解过去的期待

只有理解和接纳才能让过往的空间以过往的形式存在。幼小的时候，被爱和被肯定是我们赖以生存的资源，只有获得这些，我们才会觉得自己是重要的和有价值的，借助父母的眼睛我们才看得见自己存在的意义。因此我们在幼年的时候才会在空间中对父母的期待附加那么多的能量值。看见自己那么努力和拼尽力气，我们才会接纳自己如此执着于过往空间中的期待。以欣赏和感动之心对过往进行接纳，并挥别存在于记忆中的未满足期待，不再让生命能量从当下的时间指向过往的空间。

绽放生命能量

当生命能量被收回，旧有的指向过往空间的通道被关闭，我们便可以立足当下，让能量经由生命彰显的渴望以符合当下时空的方式在空间之中自由展现。此外，在厘清空间的过程中，新的资讯进入意识，原本阻碍生命能量彰显的僵化观点得到拓展，松开当下时空之中对生命能量的禁锢。能量得以在时空统整之中以自由的方式获得展现，实现生命的与时偕行。

中国文化所追求的终极目标——天人合一就是要让处于时间和空间之中的生命处理好与时间和空间的关系，获得天人感应的方法论，感天之时，以人应之。在充分理解时间能量性的基础上，在空间中行为处事，以应天时，也就有了与时偕行的宗旨，这不仅仅是人生的境界追求，更是保持身心健康的要义。达成生命的与时偕行，我们就能够在时间中感受能量，在空间中以具体的期待触摸能量的显化，如同老子所说的"常无欲以观其妙，常有欲以观其徼"。让生命在与时偕行之中有无相生，自由自在地彰显和展现吧。

第三章 是什么割裂了统整？

魏晋玄学的代表人物王弼在《老子指略》中这样评价《道德经》："老子之书,其几乎可一言以蔽之。噫!崇本息末而已矣。"老子在描绘道的理想境界时,总是以"婴之未孩"(《道德经》第二十章)的意象来表达"载营魄抱一无离""抟气致柔"(《道德经》第十章)的境界。道家思想认为,我们生来就在道中,就与天地万物和谐共处,在统整之中圆满而完整,只是后天因物质世界中"五色、五音、五味、驰骋田猎"(《道德经》第十二章)的影响,让原本的统整"目盲、耳聋、口爽、心发狂"(《道德经》第十二章)。

人本与天地合其德,乃是"食味被色"而生,所以道家哲学不仅强调人自身的统整,更强调人与天地万物的和谐整体。不仅道家如此,佛家也始终抱持"本性具足"的精神,坚信人本身就具备完整的特性。《周易》反复强调万物是一个整体,《周易·乾卦·彖传》载:"保合太和,乃利贞。"太和是宇宙万物和谐的最高境界,是最大的整体和统整,万物在其中依道而行,获得自身的统整。

可以说,中华文化的最高精神追求就是和谐统整,而阴阳和合就是其意象表达,它也是深入中国人心灵和精神的底层基因。阴阳和合至少可以分为四个层面:第一层也是最高层面为人与自然的和谐统整(天人合一),第二层为人与万物的和谐统整(人物合一），第三层为人与社会的和谐统整（人我合一），第四层为人心神和身体的和谐统整（形神合一）。虽然东西方文化差异巨大，但在对人的天生统整这个问题上，萨提亚与东方文化有着高度一致性，这也是萨提亚在中国能够盛行的内在原因。萨提亚认为，人与宇宙万物都有联结，人是同一宇宙生命能量独特的外在彰显，以此将人纳入宇宙的系统，人也具有了系统的统整性。萨提亚将自我、他人和情境作为统整的元素，以三者之间的平衡与和谐来呈现人的系统性。在系统中，她相信人性本善，每个人都是她所说的生命力的独特展现。我们生来就完全具备自我所需要的全部，让自己成为幸福、有能力、值得尊敬的人。这是萨提亚建立其治疗模式的根基。无论是萨提亚看待人的哲学思想，还是她治疗的理论框架、治疗要素和治疗目标，无不体现着对人天性完整、统整的自然追求。

既然人天生完整、统整、具足，那么后天发生了什么，割裂了这些天赋的整体，让人生活在生活表面，在断层和片段之中经历各种各样的痛苦呢？

一、不一致的应对姿态割裂统整

生活中我们总是羡慕那些敢爱敢恨、快意恩仇的人，从他们身上我们能够感受到生命的尊严和生命力的伸展。但同样的处境下，自己却做不到如此。有的人一看见领导，就莫名其妙地缩起脖子、弯下腰，上一秒的意气风发变成了下一秒的诺诺连声，总是过于照顾别人的感受，把所有的微笑都给了他人。有的人一遇到问题，第一时间双手叉腰："都是你的错，都是他的错，都是别人的错。"似乎只有让他人来承担责任才会让自己好受一些。不论什么场合都在跟别人讲道理，似乎世界上所有的事情都可以用逻辑、理论、道理来衡量和解决。有的人总是用脑袋来看待他人，看待事物，从来不走心，在自己眼中，世界是冰冷的，在世界眼中，自己也是冰冷的。有的人在某些具有压力的情况下，总是用各种各样的方式来逃离，岔开话题，这样一来就不用承担责任和压力。以上四种姿态是人们在压力状态下防御风险的应对姿态，萨提亚称之为求生存的应对姿态。人生来是完整的，是与时间、空间和谐一体的，但这四种应对姿态在不同层面割裂了人在时间和空间上的整体性。

应对姿态是人们在感受到压力时，条件反射般开启的一种自动化的不一致的反应模式。这种模式，来自我们成长的家庭。呱呱坠地之时，我们就成为家庭中的成员，与父母建立起三角关系。在这个三角关系中，我们观察父母之间的互动，也开始与父母互动。当三角关系出现有压力的沟通情境时，我们就会自发地形成一种求生存的沟通模式。因为在家庭中，最弱势的是孩子，为了从父母那里获取生存所需的物质资源和精神资源，就会在压力下发展出一种自我保护的应对方式，并伴随着内在的低自我价值感。久而久之，这种模式成为我们应对压力情境的自动化反应模式，即使成年之后能力出众，每当压力再现，依旧如同小时候一样来应对。那一刻，我们仿佛从时间和空间中割裂出来，掉进小时候的状态。

萨提亚用自我、他人和情境三个要素来构建自我的统整。下面笔者将论述具体的情境中这四种应对姿态是如何割裂自我的统整性的。

假设你被领导约谈，领导刚刚陈述了事实：这次的工作中出现了一些问题。

1.讨好割裂自我统整

这都是我的问题。

是我能力不足导致的。

一切都是我的责任。

我给团队和您造成了负担。

是我惹您生气了。

您说的都对。

别人都做得很好。

感受到压力时，我们立刻开启讨好模式。在讨好的应对姿态下，仿佛只存在他人和情境，把所有的期待都聚焦在自己身上，只要自己做好了，就能得到关爱，全部考虑的是他人的感受和他人的利益，自我存在价值就是让他人高兴而已，甚至与自己无关的事情都是自己的问题。自己的感受则无关紧要，仿佛自己消失了一般，被从统整中割裂了出去。

这种讨好的应对姿态并非天生如此，而是在家庭的成长中发展出来或学来的。例如，一个权利不平等的家庭之中，父亲具有绝对的权威，掌握着家庭的精神资源和物质资源，如同家中的国王，母亲则对父亲唯唯诺诺，唯命是从。那么，如果想要获得活下来的物质资源和关爱，孩子会如何做呢？最好的选择就是如同母亲一般讨好父亲，尊崇父亲的权威，按照父亲的要求去做，以便能够生存下来。这样的环境不允许不同的声音出现，不允许表达自我的感受和期待，听从是最重要的事情，唯有如此才能顺利获得自己想要的资源。在这样的环境中长大，讨好成为人最熟练的应对压力的方式。需要清楚的一点是，取悦别人是有代价的，这个代价就是自己。也就是说，以自己为代价来讨好别人。[①]

　　笔者曾经遇到这样一个姑娘，她长得非常漂亮，名校毕业，在外企担任高管，有着非常优厚的收入。但她却说自己一点都不快乐，感觉自己一直在拼命奔跑，却不知道图什么。虽然在别人眼中她特别优秀，实际上自己却很自卑。上学的时候她努力学习，总是第一名；上班的时候拼命工作，业绩排名第一。我问她："你在做给谁看呢？"她疑惑地看着我，沉思片刻，恍然大悟。原来她生长在一个重男轻女的家庭，父母把所有的关爱都给了弟弟，记忆最深刻的事情就是看着母亲在饭桌上把唯一的鸡腿夹给了弟弟！但有一次她考试得了第一名，父母竟然破天荒地夸奖了她，这让她感受到了少有的关爱。于是她开始拼命学习，为的是得到多一句夸奖、多一眼关注。她成功了，成了父母的骄傲，成为父母自夸的资本。填报大学专业、选择工作时，她都遵

---

① 维琴尼亚·萨提尔、约翰·贝曼、珍·歌柏等：《萨提尔的家庭治疗模式》，林沈明莹、陈登义、杨蓓译，张老师文化事业股份有限公司，2020年，第45页。

循父母的意愿。就像她自己说的：我从来没有为自己活过！

这就是以牺牲自我为代价讨好别人。小的时候别无选择，以这种姿态在压力环境中获取生存的资源，长大了依旧用这种方式，却忘了小时候我们别无选择，而此时此刻已并非如此。

在讨好的应对姿态中，我们形成的自我概念是：低的自我价值，缺乏自信，与自己远离。

2.指责割裂自我统整

这都是他们的错，我完全没有错。

是他们能力不够。

您只跟我谈话是针对我。

我希望你多给我提供便利。

要是你早想到这点那就不会有问题了。

你这样做我很生气。

其他人都是猪队友，只会拖我的后腿。

承认错误对于我们来说有时候是困难的，似乎承认错误的那一刻，自己的价值会迅速降低，这种感觉让人难以接受。对于我们来说，承认错误或者示弱就等同于自尊受辱，内心会感到愤怒、不满、无力等。此时，只有让别人变得比我们弱小，才能让自己好受一点。在这种压力之下，我们就会采取指责、批评他人的态度，把满足自我的期待都交给别人：你让我很失望，你得为我的失望和生气负责。指责的人表面看起来气势汹汹，但内心是虚弱的。指责的时候，只有自己和情境，没有他人，这就将他人从自我的统整中割裂了出去。

同样，指责的应对姿态也是后天习得的。当我们生长在一个冷漠的家庭环境中，需求不能第一时间被照顾到，小的时候只能通过哭闹获得关爱，长大后便学会用指责的方式来获取生存的资源。指责也是一种不良的应对姿态，是以牺牲他人的感受和期待为代价的，将他人从自我的统整中割裂出去。

在指责的应对姿态中，我们形成的自我概念是：低的自我价值，不成功的，与自己远离的，缺乏控制的。[1]

3.超理智割裂自我统整

领导，我给您分析分析。

导致此次问题的原因有以下几点。

团队中每个人都应该平分责任，因为……

从逻辑学的角度来讲是这样的。

超理智的应对姿态最大的特点就是讲道理。在这种应对姿态中，似乎一切都可以用道理、逻辑、辩证等方法解决，数据、名人名言等是经常被使用的工具。一旦这种应对模式被开启，沟通都在脑袋和思维之间进行，情感是被拒绝的。超理智的人大多住在自己的观点之中。[2]

当我们生长的家庭不允许太多感情的流露，便产生了一些隐

---

[1] 维琴尼亚·萨提尔、约翰·贝曼、珍·歌柏等：《萨提尔的家庭治疗模式》，林沈明莹、陈登义、杨蓓译，张老师文化事业股份有限公司，2020年，第50页。

[2] 维琴尼亚·萨提尔、约翰·贝曼、珍·歌柏等：《萨提尔的家庭治疗模式》，林沈明莹、陈登义、杨蓓译，张老师文化事业股份有限公司，2020年，第56页。

藏的规条：哭泣是羞耻的，生气是不好的，难过是没有用的，感情流露是软弱的，袒露内心是危险的，等等。家庭不能给我们提供足够安全的容纳情感的空间，接纳不了太多情感的流露，我们就会习惯将感受的部分压抑起来，只展现理性的部分，用堂而皇之的说辞来掩盖内心的脆弱、孤独和空虚，此时看似口若悬河的我们体会到的却是较低的自我价值感。超理智的应对姿态中只有问题和情境，一切都是围绕着具体的事情来讨论的，没有顾及自己和他人的感受和期待。因此当我们使用超理智的应对姿态时，自我和他人就从自我的统整之中被割裂出去了。

在超理智的应对姿态中，我们形成的自我概念是：低的自我价值，不成功的，与自己远离的，缺乏控制的，无法表露感受的。

4.打岔割裂自我统整

谈到这个问题，哎，我突然想起来一个笑话……

啊，领导您说的都对，最近商场有打折您知道不。

啊，嗯，哦，领导您刚才说什么来着。

您桌子上这个摆件挺好看的啊，一定挺贵的。

使用打岔应对姿态的人，当你想就某个问题与他们探讨时，实在是太困难了。他们的身上就像抹了油一般，滑溜溜的，始终对不上话头。在压力情境中，他人和情境让他们感受到了情绪，这对于他们来说是不能接受的，于是就开始寻找各种方式逃走，从话题中逃走，从情境中逃走，从他人那里逃走，从自己这里逃走，只有这样才能让他们好受一点，拿回一点力量。

家庭中总是有太多的压力时，幼小的我们无力应对，内心的感受不被接纳，只有通过打岔才能让自己逃离，获得喘息之机。我们用这样的应对姿态来让自己好受一点，以便能够生存下去。这种应对姿态是一种不良应对姿态，是将情境、他人和自我全部从自我的统整中割裂出去，因此被称为最孤独的应对姿态。

在打岔的应对姿态中，我们形成的自我概念是：低的自我价值，不自信的，与自己远离的，缺乏控制的，无法表露感受的，没有在乎的，没有归属的。[①]

5.不良的应对姿态割裂自我统整

需要明白的是，我们每个人在压力情境中都会或多或少地使用以上四种应对姿态中的一种或多种。这四种应对姿态如同来自生命中的魔法袋，在我们能力弱小的时候，以固有的方式保护了我们，为我们获得生存所需资源提供了必要的帮助；但等我们长大之后，它的弊端日渐显现，不同程度地割裂了自我统整的四个层次：天人合一、人物合一、人我合一与形神合一。

讨好的应对姿态，是以牺牲自我的感受和期待为代价的。在这一应对姿态中，心神的焦点都聚焦在他人和情境部分，能量的流动分布不均匀，形成的自我概念是：低的自我价值，缺乏自信的，与自己远离的。这会割裂自我形神合一的完整。

指责的应对姿态，是不顾及他人感受和期待的应对模式。在这一应对姿态中，心神的焦点聚焦于自己的感受和期待上，不能

---

① 维琴尼亚·萨提尔、约翰·贝曼、珍·歌柏等：《萨提尔的家庭治疗模式》，林沈明莹、陈登义、杨蓓译，张老师文化事业股份有限公司，2020年，第59页。

与他人产生能量交流，形成的自我概念是：低的自我价值，不成功的，与自己远离的，缺乏控制的。这将割裂人我合一、形神合一的完整。

超理智的应对姿态，是忽略自我和他人的应对模式。在这一应对姿态中，心神的焦点都聚焦在情境上，自我与他人之间没有能量的流动，形成的自我概念是：低的自我价值，不成功的，与自己远离的，缺乏控制的，无法表露感受的。这就割裂了形神合一、人我合一、人物合一的完整。

打岔的应对姿态，是忽略情境、自我和他人的应对模式，心神没有焦点，能量飘忽不定，形成的自我概念是：低的自我价值，不自信的，与自己远离的，缺乏控制的，无法表露感受的，没有在乎的，没有归属的。这就割裂了形神合一、人我合一、人物合一和天人合一的完整。

不良的应对姿态虽然在我们弱小的时候保护了我们，但却在某些方面阻碍了自我完整。如同小时候曾经给我们保暖的那些小衣服，等我们身体都长大了，如果依旧把它们穿在身上，不再合适的尺寸就会勒得我们伤痕累累，阻碍我们继续成长。

二、不良情绪割裂统整

《道德经》第二十六章载："重为轻根，静为躁君。是以圣人终日行不离辎重，虽有荣观，燕处超然。奈何万乘之主，而以身轻天下。轻则失根，躁则失君。"古老的智慧给了我们心灵的启示。重与静使得我们内心质朴、厚重，内心澄明，与天地万物融为一体，与自我化为一体。于是我们的情绪、行为（轻与躁）不离"辎重"，始终遵循天地运行的规律，即使外界有声色诱惑，依然能够超然处之，不为所动。我们拥有让自己完整、喜悦的资源，犹如万乘之主，不必弃人的根本于不顾而被情绪左右，我们不必因轻失去根本，因躁失去主导。佛家讲无明。如果我们心念来去，无法控制情绪，自己做不了主，反而做了思想情绪的奴隶，这就是无明。萨提亚也秉持这样的信念：感受是自己的，我们拥有它并要为之负责。这都是在告诉我们，情绪和感受是我们的一个部分，如同手臂、胳膊、器官等都属于身体一样。但现实生活中，我们因轻失重、因躁失静的例子却不胜枚举，一言不合拳脚相向，因为一点小事导致恶性事件的事情也屡屡发生。

2002年世界杯决赛，因为口角，法国队灵魂人物齐达内情绪失控，用头顶撞意大利后卫马特拉齐，遭红牌罚下，导致法国队与大力神杯擦肩而过；1965年，台球世界冠军路易斯·福克斯因为一只苍蝇情绪失控错失冠军，最终自杀丢了性命；重庆公交车坠江事故中，一个不守规则的乘客，两个控制不住情绪的人，一场无谓的争吵和打闹，最后演变成了一出无法挽回的悲剧：十五个鲜活的生命，十五个幸福的家庭……纵观古今中外，无论伟大还是平凡，人一旦失去对情绪的管理，反过来被情绪控制，经常会导致无法挽回的后果，留下惨痛的教训。研究表明，愤怒时大脑皮层下情绪中枢脱离抑制，正常认知功能丧失，表现出本能的保护性或攻击性反应。因愤怒而失去理智，人往往容易做出让自己后悔的事情。

人本身是完整的整体，行为和情绪本应遵从生命力产生的渴望，继而通过具体期待的满足来获得生命的滋养和成长。但由于外界情况的复杂和变化，我们的期待不可能总是得到满足。当期待落空的时候，我们就会产生各种各样的情绪，如果不能始终抱持内心的渴望，保持情境、他人与自我的和谐，就容易被情绪主宰，使自我成为情绪的俘虏和傀儡。情绪割裂原本的完整性，行为不再发自内心的需要，只是为了情绪的宣泄。重为轻根，静为躁君，只有内心始终处于厚重、朴质的状态，保持清净，观照自我的内在渴望，才能终日不离"辎重"，形神合一，即使某一期待不能得到满足，也会看到其他的可能性。重作为静的主导，灵活地加以应对，将自我从情绪中解放出来，纵有情绪激荡也能"燕处超然"。

笔者曾经遇到一个个案，因为看了《死神来了》系列，对死亡极度恐惧，待在房间里不敢碰电器，害怕被电；不敢出门，怕被车撞；走在路上害怕被楼上掉下来的东西砸……他说话的时候浑身紧绷，嘴唇打战……笔者问他：此刻你是谁？为了让他充分体验此时的自我状态，笔者让他蹲下，并将一块布蒙在他的头上。问：你现在是这种感觉么？他说：是的，好像我全身都被某种东西给盖住了，我既看不到，也听不到，完全处在黑暗之中。问：蒙住你的是什么？他说：就是恐惧！

我们经常会认为，我每时每刻都知道自己在做什么！其实很多时候,尤其不理解情绪的时候,我们就会被情绪控制。情绪本无好坏之分,只是人为地根据情绪对自己的影响做了区分。当我们能够面对情绪、理解情绪时,情绪就能够帮助我们更深入地理解自己,如果从这个角度来看,那么所有的情绪就是积极的;当我们背对情绪、无视情绪时,情绪就会反过来控制我们,割裂我们的统整性。如同上述例子一样,当我们身处悲伤、愤怒、恐惧之中时,我们就会被情绪裹挟,进而任由情绪摆布,产生的行为也是由情绪主导不完整的行为。我们都曾因冲动做出一些决定,做过一些事情,等平静下来会说:"我都不知道自己当时是怎么想的!"这就是因为当时做出决定的人已经不是真正意义上完整的自我,而是被情绪主导了的片面的自我。

不良情绪割裂自我时空统整性

情绪本身并无好坏,只与我们自我期待的满足与否有关。如果情绪的发生来自当下,并于当下的情境、自我与他人协调一致,那么它是我们作为人一致而统整的一部分。但是许多时候情绪并非来自当下,而是来自过往。例如,第一次约会时,对方迟到了两分钟,这让小布丁异常愤怒,他认为对方导致了自己愤怒的情绪,但事实并非如此。当我们看到五岁的小布丁在幼儿园等待又一次迟到的妈妈时,身边的老师不停问他:"你妈妈什么时候来啊,耽误我们下班了!"小朋友们一个一个被父母接走,并跟他开玩笑:"你妈妈是不是不要你了!"五岁的小布丁独自一人站在幼儿园的门口,他感受到强烈的恐惧、受伤和愤怒,并觉得一定是自己不够好，都是自己的错，所以妈妈才经常迟到。他一直带着对迟到的强烈情绪成长，因此，当约会对象迟到的时候，他异常愤怒的情绪并非来自当下，而是来自过往，是过往对于迟到的情绪割裂了当下的时空统整。

值得注意的是，情绪是能量的外显形式。当情绪指向过往的时空时，说明能量也在过往的时空中。情绪是我们内在的体温计，也是能量的指南针。因此，在进行治疗的过程中，我们经常会将情绪作为线索，按图索骥地来到被过往卡住能量的部分进行工作，因此情绪在割裂时空的同时提醒我们问题的真正所在。

不良情绪割裂自我内在统整性

这里讨论的不良情绪是指来自过往时空的情绪，它以强烈性和爆发性隔绝当下与自我生命力的联结，被情绪笼罩的自我将会被拉回过往的时空，以低自尊和求生存的模式来应对当下发生的事件，造成自我内在的割裂。如同上文的例子中，被过往愤怒笼罩的小布丁被情绪控制了，无法联结自己的生命力，观点和期待也并非符合当下的情境，因此内在也被割裂，无法看见当下的情境、他人和自我。

三、僵化的观点割裂统整

萨提亚家庭治疗模式所谈及的观点，指的是人们头脑中所坚信的东西或思维，包括对事物的观点、信念、规条、标签、定义、价值观、世界观、人生观等。[①]观点最初的产生是服务于人的需求，我们以某些观点界定事物、人和世界，这让我们觉得安全、放松和舒适，并为我们采取措施提供依据。但是如果观点不能随着情境的变化而灵活变化，不能跟随自我的成长获得拓展和成长，那么它就会阻碍生命力的发展和流动，就成了生命的禁锢和束缚。同时，当人们守着某种观点不放的时候，我们就不再拥有观点，而是被观点拥有。我们经常会看到一些特别教条的人，似乎就是为了维护某些僵化的观点而活着，如此一来便成了观点的奴隶。因此，当观点不具有发展性、不符合当下的情境、人们被观点禁锢时，这样的观点就是非理性的观点，会割裂自我的统整性。

如果人们将观点当成律令并以此代替事实，就会使自己被观点限制。幼年的时候，为了能够安全成长，父母和老师会以他们的人生经验作为参考，给我们灌输许多的观点，例如：没有父母在的时候不能跟陌生人说话，迟到是绝对不被允许的，人必须一直努力和勤奋。我们采纳了这些观点，并在一段时间内安全地成长和生活着。但长大后，脱离了原来的情境，旧有观点已经不再适应当前的现实，蒙尘的观点就会割裂自我的统整，让我们体会到各种冲突和烦恼。

非理性的观点会割裂自我的统整。非理性的观点通常是线性

---

① 维琴尼亚·萨提尔、约翰·贝曼、珍·歌柏等：《萨提尔的家庭治疗模式》，林沈明莹、陈登义、杨蓓译，张老师文化事业股份有限公司，2020年，第181页。

思维的产物，以这种思维方式看待自己、他人和世界必然呈现出极端和过度概括化的特点。这种观点经常会以"我必须""我应该""只有……才"的方式进行呈现。

常见的绝对化观点有：

人必须勤奋学习。

人只能往前走。

人必须善良。

人一定要讲理。

人一定要诚实。

人一定不能骄傲。

人不应该低头。

人必须优秀。

人要有志向和理想。

人一定要听别人的劝告。

人一定要谦虚。

人一定不能将自己的脆弱展现给别人。

男人一定不能软弱，女人一定不能太强势。

只有读书才能改变命运。

只有勤劳才有收获。

……

我们并不否认，这些观点是经验的总结，并且在大部分情境下给我们提供了为人处世的准则，帮助我们更好地应对各种情况。但是，如果认为这些观点不能改变，将其作为我们生命能量流动的边界，那么，这些绝对化的观点就会限制生命的诸多可能，导致生命的僵化。

首先，绝对化的观点会造成自我与情境的割裂。

人们经常会忽视观点具有具体情境的属性，认为观点是符合所有情况和所有事情的。这种错觉和误解会导致人们经常将自己已有的观点运用于当下的情境中，而不是根据不同的情境灵活地使用观点。例如，以人必须善良这样绝对化的观点来应对歹徒的时候，我们就不能够很好地保护自己和他人。坚守男人必须勇敢的观点时，男人的那些脆弱将"无家可归"。萨提亚强调情境的重要性，因为它是人完成统整的非常重要的一部分。人是活在情境之中的，观点也应该是符合情境要求的，否则观点将失去生命力和原本的意义。观点若不能与情境和谐一致，就等同于用其他情境替代和割裂当下的情境。中国传统文化非常讲究天时、地利、人和，天时和地利就是在强调情境的重要性。

其次，非理性的观点会割裂自我的内在统整。

非理性的观点经常被当成生命的规条。很多人会觉得"人不就应该这样吗？""人生就应该如此啊！""大家不都是这样的嘛！"其实并非如此，非理性的观点通常会伪装成为道德律令，让我们不知不觉接受并严格遵照它来界定自己和他人，以此安排生活。"我必须比别人强才能过得幸福。""充实的人生就是要不断努力。""我必须得考公务员，因为别人都在考。"凡此种种，这些社会和他人给予我们的规条限制了我们的探索，限制了生命的诸多可能性，似乎我们的生命就是为了符合这些规条而诞生的。跟随社会大的规范是好的，但将自己的生命交给流行和大家以为对的标准去评判的时候，我们的生命就失去了最美好和最独特的意义，自己也会失去选择的权利，好像我们就是活在规条中，这些规条也就成为我们与自我生命力进行联结的阻碍，割裂了自我内在的统整。

在《中庸·章句》开篇，宋代大儒朱熹就借程颐之口说："不偏谓之中，不易谓之庸。中者，天下之大道，庸者，天下之定理。""中"是不偏执极端，是一种容纳的态度，只有容纳才能允许生命有更多的可能，才能更接近生命力的真相。它同时告诉我们：不要用非理性的绝对化的观点去界定人和事物，以免与大道相悖。《尚书·大禹谟》进一步阐述了人性的规律和真实："人心惟危，道心惟微，惟精惟一，允执厥中。"这告诉我们，人的生命本质是不断变化的，呈现的方式也是多种多样的，只有认识了这样的规律，让人的生命力以更为丰富和独特的形式去彰显，才是道的要求和道的规律。关于这一点，子思《中庸》首章有更为明确的表述："喜怒哀乐之未发，谓之中，发而皆中节，谓之和。"这里的"中"与"和"将人之统整进行了精辟的概括。只有最大限度的容纳和允许，生命力才能获得应有的空间，展现应有之义。如同老子在《道德经》第十六章中对"容"的推崇："容乃公、公乃王、王乃天、天乃道"。执中才是最大的容纳，容纳才是对生命力属性最好的理解，在这个基础之上才会有"和"，也就是"发而皆中节"，这不正是对生命力能够随着不同的情境和需求进行灵活展现的最绝妙的表述么？生命力在"中"中获得允许和自然流动，这种自然流动决定了它能够自然地在不同的情境中灵活地以不同的面貌进行彰显，而不被"两端"限制和割裂。

四、未满足的期待割裂统整

著名心理学家卡尔·罗杰斯等心理学家揭示了人类共通的对爱、被爱、价值、亲近、统整、亲密、自由、兴奋与创造的渴望，这些渴望则需要通过各种具体形式进行满足，我们称之为期待。

幼年的我们渴望被爱，这种期待通过父母耐心的陪伴和贴心的照料来满足，与此类似，多数人期待外在的环境和他人能满足自己。当这些期待总是能够被满足的时候，我们会觉得自己是被爱的、是有价值的。但是在现实生活中，期待不可能总是被满足，这就要求我们去面对那些未满足的期待。儿时，我们总是迫于求生存的压力而压抑和忍受那些没有获得满足的期待，随着年龄的增长，这些未满足的期待会进入感受层次，变为受伤、孤独以及愤怒。在往后的生命中，这些未满足的期待会被带入其他关系和情境，以固执的方式寻求满足，如同从过往的时空中伸出来的手，在现在执着地索取过往的东西，这样势必造成自我统整的割裂。

例如，幼年的小布丁渴望被爱，他期待通过父亲对自己的肯定来满足被爱的渴望，但父亲只有在他取得好成绩时才会肯定他。小布丁带着幼年未满足的期待进入新的关系，期待获得爱人的肯定来满足被爱的渴望，如同小时候努力学习一样拼命地干家务，期待别人肯定自己在家务方面的成绩；期待获得上司的肯定来满足被爱的渴望，于是拼命工作。这些都是小布丁将幼年未满足的期待带入新的各种关系，并以儿时的期待来满足此时的渴望。

但由于未满足的期待来自过往的时空，它本不是从当下时空的渴望中生发出来的，时空的错位导致了它不可能被真正满足，如同三岁的你期待的那串糖葫芦，它只有在三岁的时候吃起来才会那么香甜可口，三十岁去吃就会觉得味道不对。未满足的期待以植根过往的本质特点造成了自我时空的割裂和自我内在的割裂，破坏了自我的统整。

未满足的期待具有很强的动力特征。随着期待方式的固化，它形成了一种固有的行为模式，并伴随着强烈的情感体验，如同子人格一般。例如，四岁的我期待妈妈的拥抱，至今仍然抱持着这样未满足的期待，并以某种固化的方式不断地去试图满足这种期待，不能如愿的时候就会引发压抑已久的愤怒、怨恨和受伤的情感体验。

从统整的目的来看，对于未满足期待的执着是为了达成统整。在当时的情境下，满足期待才能让自己觉得在渴望的层面获得了统整。只是情境、人和事都已经随着时空的变化而变化了，但我们却停留在过去的时空里想获得彼时彼刻的满足，这就如同刻舟求剑一般。统整是生命力依照自然性在具体的情境中获得自由彰显，包括时空的统整，人内在与外在的统整，生命力与渴望、期待、观点、感受、行为的一致和统整,是最和谐、最完美的生命能量状态,是自由和活力的生动表达。

与此同时,统整是中国传统文化最终极的追求,无论是老子对"婴之未孩"的自性化体验,佛家终极"空"的感悟,还是孔子致力于"中和"的修炼,王阳明对"人须在事上磨"的总结,都是以不同的方式获得内在和外在的统整,是对天人合一的实践。萨提亚家庭治疗模式亦是通过自己的方式和努力让人的生命力能以和谐通畅的方式进行彰显,与宇宙能量保持联结,实现自我内在的一致和统整,实现自我与外在的和谐。万经之首的《易经》最根本的原则和框架就是对天、地、人"三才"整体的把握,在简易、变易、不易的规律中,理解变化中不变的整体性,致力于让心灵围绕完整的核心获取永恒的意义。

第四章 以生命力和自我价值获得自我的和谐统整

　　我们很难准确定义生命力。可是当你走入大自然，你就能从嫩绿的野草、饱满的枝叶、低矮厚实的灌木、高耸挺拔的大树中感受到充盈昂扬的生命力，那种向上生长的力量就是生命力，它是生命的本质和核心，是生命的源头。

一、生命力的内涵

　　《道德经》第四章载："道冲，而用之有弗盈也。渊呵！似万物之宗。锉其锐，解其纷，和其光，同其尘。湛呵！似或存。吾不知其谁之子也，象帝之先。"大道是空且无形的，但它的作用在万事万物之中不能穷尽。老子在这里发出的感慨：道，多么深远啊，就像是万物的祖先和开端。老子说的道，就是超越万物表象，推动生长又蕴含在万物之中的生命的本质。消磨它的锋锐，消除它的纷扰，调和它的光辉，混同于尘垢。它看不见也摸不着，隐没不见，但又透过万事万物有所体现。老子说：道啊，是先于一切事物而出现的。他做了个比喻：不知道它是谁的后代，似乎是天帝的祖先。笔者认为，《道德经》是回归的哲学，老子透过芸芸众生看到其背后的道，可以将其理解为生命力。他说这生命力无法清楚地被触摸和定义，似隐似现，湛兮，似若存。

《道德经》是一部尽力避免去下定义和给概念的经典。它努力启发人的直觉，进而接近真实的本质。它用许多的意象来营造一种氛围，让人感知万物背后的本源和规律。《道德经》第十四章这样阐述生命力的意象："视之不见，名曰夷；听之不闻，名曰希；搏之不得，名曰微。此三者不可致诘，故复混而为一。其上不皦，其下不昧，绳绳兮不可名，复归于无物。是谓无状之状，无物之象，是谓惚恍。迎之不见其首，随之不见其后。执古之道，以御今之有。能知古始，是谓道纪。"老子用一种模糊的清晰告诉我们，不要用意识的方式去看、去听、去触摸，生命力是先验的和超乎意识的存在。即使从听、看、触摸的意识层面去理解，它的形状无从追究，它原本就浑然而为一。它的上面既不显得光明亮堂，下面也不显得阴暗晦涩，无头无绪、延绵不绝却又不可称名，一切运动又回复到无形无象的状态。这就是没有形状的形状，不见物体的形象，这就是惚恍。把握着早已存在的道，来驾驭现实存在的具体事物。能认识、了解宇宙的初始，就认识了道的规律，这就是生命力的真相。只有意识处于恍惚之中，才能透过具体看到生命背后的实质——生命力，即萨提亚说的我们都是同一股宇宙能量的明证。

精子与卵子相遇的那一刻，万事万物背后的生命力在胚胎中被活化，成为支撑人成长的能量基础，并在整个生命成长的历程中通过各种方式进行涌现，成为身体上、情绪上、灵性上的积极动力。生命力是我们与生俱来的。若你见过初生的婴儿，就能看到生命力自然的涌动和流动：他们开心的时候就会大声笑，难过的时候就声嘶力竭地哭，生命力从底层通透无障碍地流淌着。但在我们适应生活、寻找生存方式的过程中，生命力逐渐被卡在某些观点、情感、期待等层面不能自由流动，进而割裂了自我的统整性，如同分析心理学所说的生命能量卡在某处形成了情结，这些情结如同一个个的子人格，损伤了我们的心灵，使得生命力被削弱并无法获得释放和回归，导致个体不能以和谐一致的方式自然灵动地展现自我的生命。

中国传统文化对生命力有深刻的理解和体验。孔子说："五十而知天命，六十而耳顺，七十而从心所欲，不逾矩。"就是说，随着生活的阅历不断积累，人能够从世俗的经验之中挣脱出来，跟随自己的天性获得内在的自由，更加通透地生活。老子也以自己的方式来呈现体验到的生命力，《道德经》第二十章中对此有特别形象的描述："唯之与阿，相去几何？善之与恶，相去何若？人之所畏，不可不畏。荒兮，其未央哉！众人熙熙，如享太牢，如春登台。我独泊兮，其未兆，如婴儿之未孩；傫傫兮，若无所归！众人皆有余，而我独若遗。我愚人之心也哉！沌沌兮！俗人昭昭，我独昏昏；俗人察察，我独闷闷。忽兮若海，漂兮若无所止。众人皆有以，而我独顽似鄙。我独异于人，而贵食母。"这里，老子以众人熙熙攘攘、兴高采烈，如同去参加盛大的宴席，如同在春天登台眺望美景的形象，与自己进行对比，他淡泊宁静，无动于衷。混混沌沌啊，如同婴儿不时会发出笑声。疲倦闲散啊，好像浪子还没有归宿。众人都有所剩余，而他却像什么都不足。他真是只有一颗愚人的心啊！混沌不清楚众人光辉自炫，唯独他迷迷糊糊；众人都那么严厉苛刻，唯独他这样淳厚宽宏。恍惚啊，像大海汹涌；恍惚啊，像漂泊无处停留。世人都精明灵巧有本领，唯独他愚昧而笨拙。他唯独与众不同的，关键在于得到了道。老子所说的得道，就是力求从世俗的价值追求和规条中跳脱出来，返璞归真，世俗之人纵情于声色货利，而"我"却甘守淡泊朴素，以求精神的升华，不愿随波逐流，仿佛逆行于世俗的追求之路，在与之疏离之中重返"婴儿之未孩"的状态。抱持生命本真就是得道。

这里并不是提倡大家都学习老子淡泊名利的生活追求，但他给了我们如何与生命力进行联结的启示，那就是不要被世俗僵化的价值观和规条束缚，不依靠外在的肯定和认可来感知自我的生命力。在感知生命能量的基础上，保持与自我的联结，达成内在的统整，并将自我的内在统整作为宇宙万物统整不可分割的一部分，以此内通而外达，感通天下，始终保持内外的一致和完整。这就如同老子所说的道与德的关系。道是宇宙的整体生命力，德是芸芸万物以个体性的生命方式体现出道的整体生命。因此，我们应始终保持与整体生命力的联结，让自我的内在和谐且一致，让生命的能量在阔大的层面向宇宙能量保持开放，在个体的层面保持内在的畅通流动，如此，就能在个体所从事的各种活动中体现生命力的光辉，如同孔子所说的"随心所欲而不逾矩"，如同老子所说的得道。

二、生命力的发展和变化

生命力的原初

　　萨提亚对生命力有独特的见解。她认为，存在于宇宙当中的人类已经触及了一种能量，它来自地球中心，带给我们一种根基感；它来自天堂，带给我们天生的直觉。它们在任何时候都会静候在那里，等着我们去利用。这是生命力的整体部分，我们的生命力都来自宇宙整体能量，每个个体用自己独特的生命形式来显化这股普遍的生命力，从而构成生命整体。如同《易经》所讲，天、地、人"三才"构成易的整体变化，如同庄子在《齐物论》中所说，"天地与我并生，而万物与我为一"，如同《金刚般若波罗蜜经》言："凡所有相皆是虚妄，若见诸相非相，即见如来"。

　　精子与卵子结合的一瞬间，生命力就蕴含其中，并开始展现其神奇的绽放过程，即使是微小的胚胎，我们依旧能观察到强有力的心跳，通过科学仪器可以看到他，胎儿从第八周起就具有了人形，而且可以做各种各样的动作，他蹬腿，用手玩脐带，甚至跳跃，生机勃发。婴儿出生后，我们甚至可以透过他柔软的肌肤、清澈的眼眸感受其蕴含着的无限可能的盎然生机。此时的婴孩就是老子所说的"婴之未孩"，他是人类离道最近的状态，甚至可以被看作生命力的原型。分析心理学认为，转化发生的时候一般都会出现"孩子"的意象，这代表了与生命能量的重新联结而出现的新的生机。因此，孩子刚降生时抱持着原初的生命力，并具有高度的一致性，不舒服了就哭，开心了就笑，这都是他在展现生命力。

至此，生命力以原初的状态降生于人世间，并展现出高度一致的状态，作为个体生命成长的基础，此后一生都在为了展现更好的生命力而努力。

理解生命力的视角

首先，需要树立一种观念或者一种视角，这有助于我们理解人与生命力的关系。这就是目的论——人一生都在为了展现生命力而努力。种子蕴含着生命力，它得到阳光雨露的滋养就开始发芽，生命力透过发芽开始展现，之后透过嫩芽的成长而展现，紧接着在开花结果中展现。人的一生也是如此，孩子从降生、成长到追求各种成就，就是以不同的方式在不同的阶段努力展现自己的生命力。因此，这里所讲的目的论就是说，一生之中人都在以自己的方式尽其所能地展现生命力，这是个体以独特的方式完成普遍生命力的使命，换句话说，生命力就是致力于在个体层面得以展现和彰显。如果将生命力比作核能的话，那么我们每个人的一生都在努力建设自身的核能被充分利用的各种渠道，有的建设了核电站，让核能发电，照亮自我价值，有的将核能用在发动机上，用动力推动自我价值，有的没有很好的渠道，生命力可能会以破坏性的方式造成自我的伤害。

我们秉持着这样的目的论看芸芸众生，是否会发现背后的一些真相呢。笔者曾经创作了一首诗来歌颂生命力在不同群体中的展现。

生命的歌者

都在尽力生活了

拼了一切

做生命的歌者

谁的笑脸真的轻松

后面没有

吞咽的苦痛

要如何去理解

在生活之外生活

于硝烟弥漫的角落

留一盏童年的灯火

照见　生　最初的向往

照进　活　一直的倔强

顺便

让

不被收留的那些灵魂

烤烤火

都在尽力生活了

拼了一切

做生命的歌者

谁的歌声真的纯净

没有一丝遗憾

在故事中

要如何去保留

于苦痛之上苦痛

在伤痕累累的身体

守一处清白

刻上热烈的图腾

赋予　生　最初的目的

赋予　活　最大的气力

顺便

让

不被欢迎的那些自己

暖暖身

都在尽力生活了

你看

有人在深夜隐忍

有人醉倒在凌晨

有人陪着月亮轻舞

有人追着烈日狂奔

即使没有光芒

也在拼命生长

向上的　向前的

跌倒的　滑落的

嘴角上扬的

满身疲惫的

都

在

尽力生活着

生命力的展现形式

根据目的论所述，最理想的状态就是人时刻与自己的生命力保持通畅的联结。生命力透过人的渴望、期待、观点、感受、行为得到展现，人的一言一行都透露着生命力的光辉，人是灵活的、生动的、充满智慧的，总是能够透过现象看到本质。但这是一种终极的目标，历史上也只有极少数人能够接近这一目标，如老子、庄子等。我们普通人总是或多或少不能做到如此一致，这中间到底发生了什么？

人自降生之后在家庭中完成了关于身体、语言、期待、规则的学习，基本塑造并完成了人格的框架，此后就以在家庭中学习到的模式进入社会。中国有句俗语叫"三岁看老"，三岁之前，人的活动范围基本上在家庭之中，这一时期完成了行为模式的学习，此后进入社会就是在不同的情境中重复家庭中的学习。一方面，我们在家庭中学会和发展了生活的技能；另一方面，家庭中的学习使得生命力的展现形式受到了一些局限。

规则的局限

如果生命力是核能，我们在家庭里的学习就是如何去以社会可以接受的方式释放核能。考虑到孩子是柔弱的，家长制定了很多规则来确保安全，比如陌生的地方不要去、不许离开父母的视线等。这就建立了初步的规则，这些规则能够保障孩子在安全的设置中嬉闹玩耍，释放自己的生命能量。本着安全和成功的原则，父母为孩子制定了许多规则，这些规则大多被孩子内化并成为日后行为处事的规条和观点。它们原本是在某些时期、某些情境为孩子能够更安全地展现生命力提供外在保障的，以帮助他成长。但随着孩子不断成长，一些规则不能顺应成长的需求，甚至逐渐成为生命力的束缚，这主要表现在以下几个方面。

首先，制定规条的人是有局限的。一般情况下，为孩子的人生建立初步规则的人是父母，但父母也是有局限的，他们只是根据自己的人生经验来教育子女，因此制定的规则也带有局限性。比如曾被人际关系伤害过的父母更倾向于相信人际关系的坏处和伤害，为孩子制定许多限制其向外界发展的规则。这些规则在一定程度上保护了孩子，但也会成为孩子在人际交往以及生命力向外部流动和展现方面的阻碍。就如同树苗很小的时候，我们用一些铁箍轻轻箍住树干以保护它不被风吹折，这种保护的框架让小树苗能够在成长过程中安全地展现生命力。但是随着树苗的不断长大，这些曾经保护树苗的铁箍逐渐成为成长的阻碍：铁箍勒进了树皮，截断了枝干、树叶与根部的联结，阻隔了养料的输送，生命力的流淌被阻碍，树就会逐渐畸形。

如同箍着树木的铁箍，孩子成长的过程中不断被内化的许多本身可能具有局限性的外来规则，最终会成为阻碍孩子成长的人生规条。

其次是规则情境的局限。所有规则都是在具体的情境下制定的，脱离了情境就变得僵化和局限。情境包括两个方面，一是情境的时间性，二是情境的事件性。情境的时间性指规则是在具体的时间阶段制定的。网上流传着一个真实的事例，父母害怕谈恋爱耽误学习，因此严令禁止孩子在高中的时候谈恋爱，大学的时候也明确反对谈恋爱，但是孩子刚刚大学毕业就开始催婚，这生动地说明了规则是具有时间性的。规则的事件性是指规则的制定是有具体事件或类似事件的指向的。比如，父母为了约束孩子的行为，禁止孩子与同伴打架，但是，如果孩子被欺凌的时候，仍然僵化地遵守规则就会阻碍生命力的涌动，从而丧失尊严。

最后，规则是具有情境性的。如果一个孩子在小的时候因为身处寒冷的北方，被要求在冬天不能出门，但是并没有将寒冷的情境与规则联系起来一同告知他，他接收到的是不完整的信息，这样几经重复和强化，他会将缺乏情境的规则内化。若干年后，孩子来到南方，到了冬天，内在的规则对其出门仍产生限制作用。这一事例能够生动地说明规则具有的情境性。现实生活中，我们仍旧能从许多成年人身上探寻到僵化规则对生命的限制，如同已经长大的身体依旧要穿小时候的衣服。

未满足期待的局限

小时候，我们感知自我价值主要依赖外在的认可和肯定，生命力展现的渴望会生发于对每件具体事情的期待。这些期待可能指向我们希望通过具体的事件获得父母、师长的认可，但受他人、自身及具体情境的局限，期待不能总是获得满足。有时候，这种不满足带给我们的是一时的失望，有时候会使我们觉得自我价值严重受损，我们可能会死死地抓住这些期待，并想尽一切办法满足它。因为只有如此，我们才能感受到自己的价值。

需要注意的是，未被满足的期待具有时空性，也就是说，它是在某个时间点上对某具体的事件结果的期待，如果这个时间和空间错过了，那么，我们可能会以此为核心一直向外索取。即使在后续的时空中被满足了，我们也不会获得内在真实的满足感，因为未满足的期待会如同一个不能被充盈的黑洞，位于被割裂的时空中，从当下吸取生命能量。未满足的期待，是年少时伸出的那双手！被漠视、被忽视甚至被强迫暂时放下，手的后面蕴含着能量，支持着我们在此时此刻一遍遍地伸手，索取彼时彼刻的东西。在这个过程中，生命能量也在慢慢积累……终于，那双手长到了心里，始终以同样的姿势向外界张开，里面积聚了巨大的能量，被忽视、被漠视、被强迫放下的次数越多，能量也就越多，伸出的手就越大，索取得越执着！因为能量都消耗在这双举着的手上，眼睛都盯在这双手上，我们无暇顾及其他的部分，慢慢长大后，当未满足期待的类似情境再现时，人会立刻回到年少的时空，如同命运对生命的操控，不能活在当下和享受当下！

原本我们期待的是生命力的渴望能够自然生发出来，比如口渴就会期待水，这是很自然的要求。但如果没有被满足，这个由渴望生长出来的最自然的期待就会渗透至持续流动的时空，进入类似的事件。满足口渴的期待变得执着，总想跟各种各样的人索取那一杯水。如果没有觉察并满足这个未完成的期待，我们就会一直觉得口渴。因为在潜意识里，我就是要那个时候没有得到的那一杯水，就是要当时没有给我水的那个人给我水，其他人都不行！这样一来，未满足的期待就以时空的错位割裂了生命力在统整的时空中的展现。

三、在一致性中感受生命力的光辉

透过资源触摸生命力

我们将生命力定义为一种生命能量，如同其他能量一样，它不会被我们直接感知。在萨提亚治疗模式中，我们通过看见来访者的资源使其联结自我的生命力。在笔者看来，资源就是生命力的结晶和凝聚，如同煤和石油是地球能量的结晶一样。我们在画冰山的时候，总是将自我资源的部分放置在最底层，这个很有意思，如同地球的资源深埋在地下，但它却是生命运转的能量基础。个体的资源实际上就是个体生命力的明证。

资源是生命力展现的凝结，沉淀着个体的独特性。生命力具有普遍性和共同性，但资源却具有经由个体以不同方式展现的独特性印记。譬如，同为植物的生命力，大树的资源是高耸入云的挺拔，小草的资源则是抵御风霜的韧性。一个来访者讲述自己失败故事的时候，我们却看到了他屡败屡战的坚持和善于寻求帮助的特点；一个来访者哭诉自己是痛苦的时候，我们却看到了他善于表达感受的能力。每个人都是有资源的，贝曼老师经常说，一个人不管多么痛苦，如果他能活到现在，一定拥有很多资源。问题在于，人们更习惯于看到自己没有的那些部分，却对拥有的视而不见。自己没有做到的总是让人痛苦，拥有的才能让人满足。资源就是拥有但却习惯视而不见的那些生命力的结晶。将目光从没有得到的地方收回来一些，投向拥有的和做到的部分，我们就会感知到生命力的涌现。

看见资源需要一双明亮的眼睛，我们可以透过苦难看见生命力。咨询师经常会问那些经受痛苦并感到绝望的来访者一个问题：在这么艰难的情况下，你做了哪些事情？这个问题将来访者的视线聚焦在绝望的情境中自己已经做到的部分。紧接着问另一个问题：是什么让你做到这些的？这个问题是让来访者看到自己的资源。需要说明的是，看见资源并不是否认苦难，苦难只是人所处的情境，资源才是人的一部分，我们所做的努力就是始终将目光聚焦在人的身上，让人可以自己触摸资源，让生命力不断涌现。

透过渴望滋养生命力

一粒种子在尚未落地生根之前，我们就知道它具有无限的可能，但是它最终会长成参天大树还是无法茁壮生长，取决于它得到了怎样的滋养。如果它能够得到生长所需的阳光和水分，那么生命力就可以在生长过程中绽放出来。如果恰巧相反，这粒种子无法获得足够的滋养，就有可能变得赢弱。与此类似，渴望这个层面就是生命力对绽放所需要的滋养的表达，是想要被爱、被接纳、被认可并被肯定的热切希望。爱自己、爱他人并被人爱的渴望是人类共通的，如同所有植物对阳光和雨露的渴望一样。成长过程中，渴望是否被满足对于我们的发展、成熟及如何处理感受有着重大的影响。在生命的早期，渴望的未被满足会使自我遭受冲击，导致个体据此界定自己和限制自身发展，生命会变成求生存的循环过程。但是，如果一个孩子的渴望能够获得充分的满足，他便有机会发展出高自我价值，形成与其一致的应对方式，以及爱自己与爱他人的能力。

渴望来自生命力涌动的需求，这是生命力得以展现的前提条件。精子与卵子相遇的那一刻，受精卵便对母亲摄入营养提出了要求，因此，任何文明都提出要对孕妇给予精心照料。除了饮食上的精心搭配之外，还需要注意其情绪的舒缓和愉悦，以便给胎儿营造更加稳定和安全的发育环境，使生命力获得滋养，并使其在胎儿的健康发育过程中得到展现。随着新生命的诞生和成长，被爱、被接纳、被认可及被肯定的渴望一直在滋养着生命力的涌动和绽放，并使其体现在人的各个层面。

一个有趣的事实就是，生命力的流动是双向循环的过程。一方面，生命力从渴望的满足和期待中获得滋养，完成能量的更新，并激活更多原本的可能性。另一方面，生命力通过渴望和期待与外部世界发起联结，并建立生命力输出与滋养的双向循环流动模式。这样的过程实现了个体的统整性，进而构成了世界的统整性。举例而言，一株植物在自然界获得生命力的滋养，与此同时，生命力通过根、茎、叶、花的生长和绽放充盈着整个自然界，在往复循环的交互过程中实现着生命力的更新和彰显。简而言之，生命力在进行吸收与释放，也就是我们经常所说的生命能量流动。在这个模式中，循环流动的通道受原生家庭对期待、规则等学习的影响，造成了个人选择的差异性。

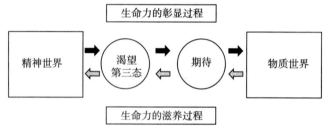

生命力流动的双通道模型

生命力流动的双向过程并不是一成不变的，会随着个体与外界的互动不断更新变化，外界新的元素被吸收进生命燃烧的熔炉，并在人性的温度中与原有的能量元素进行化合反应，进而实现生命能量的转化和更新。更新后的生命力作为输出浸润着人的内在和行为，如此往复循环，从而实现生命的成长和变化。

透过期待完成生命力对世界与自我的塑造

期待是生命力在现实世界的具体展现。生命力无法被确切地感知，但可以通过渴望和期待与现实世界建立联结。期待是生命力从精神世界前往现实世界的纽带，是生命力从能量向物质转化的渠道，实现了生命力以资源的形式在自我价值中的积淀。如果说生命力和渴望是具有普适性的，那么，期待使得相同的生命力和渴望在现实世界中获得了千姿百态的彰显，赋予了世界的丰富性和创造性。在这个过程中，个体通过期待与世界进行互动，完成了自我普遍性和独特性的塑造。

生命力以能量的属性，作为生命双向循环流动内聚性和发散性的核心，在实现能量物质化的过程中彰显自身。如同植物的生命力以枝、叶、花、果的物质形式得以展现，人的生命力是在具体事件中获得体现的。这是生命力施加于物质世界并产生物质变化的渠道。生命力以精神和能量的形式存在于生命的最深层，能量在物质世界中被赋予具体形态，渴望则作为中间态存在，具有物质和精神的双重属性。一方面，渴望的精神性体现在它是生命力的指向，生命力通过渴望呈现出某种趋势，并具备了方向性的势能，呈现出张力——它是生命能量流出的前提。另一方面，渴望的物质性体现在具体的时空点上，它以期待的形式作用于外部物质世界。在这个特定的时空中，渴望会转化为对具体事件的期待。在萨提亚治疗模式中，渴望作为生命力和物质世界的第三态存在。当生命力以超时空的形式与物质世界产生联系时，渴望更多的是以精神性的面貌存在着；当生命力聚焦在特定的时空点时，渴望更多的是透过期待以物质性的面貌存在。

渴望是超越时空性的普遍存在，而期待对应具体时空点，它的时空性可能会造成未满足期待的出现。从时空、能量与物质的视角来看，未满足的期待就是生命能量在渴望的势能作用下，于某个具体的时间点和空间点，在某个具体的事件中，涌动受到了挫折，导致一部分能量被封印在这个时空之内。期待是在具体的时空中透过具体事件获得预期带来的满足感，因此这种满足感也是与具体的时空相对应的。时空错过了，对应的满足感将无法找回。这就是造成未满足期待被错位时空封印的原因。

生命力与外在世界的互动

观点有时也被称为信念、态度、价值观或图像。一个人的观点与对自己的看法、对世界的看法紧密相连。

我们通常在生命的早期就形成了对自己的主要看法。在儿时的家庭经验中，我们通过身体的学习、规则的学习、期待的学习逐步形成了对自己的看法和对世界的态度。比如，小时候父亲回到家，我们兴奋地迎上去，却发现他表情沮丧。我们向他撒娇，想要他陪我们玩，但他却推开了我们，说自己想安静一会。于是我们难过地跑开了，然后倾向于相信"父亲不爱我"。这样的观点可能会一直存在于我们的心中，并影响我们与父亲的关系，影响生命力在父子关系中的呈现。如前文所述，观点的形成具有情境性，但在存储的过程中，它往往缺失了对应的情境。上述举例中的孩子可能一直都存在"父亲不爱我"的观点，并在实际生活中以此观点来感受和解释许多来自父亲的行为。但当探索其形成的具体情境时，他可能早已忘记了父亲的表情和父亲与自己的互动。此外，观点的形成具有局限性。我们总是根据自己所掌握的信息归纳总结出一定的观点，并用其解释事件，但这些信息是有局限性的。比如持有"父亲不爱我"观点的孩子所掌握的信息是：我很希望父亲跟我玩；父亲看见我的时候表情很沮丧；父亲推开了我；父亲拒绝跟我玩；那一定是我不够好；……由此得出了结论。在没有觉察的情况下，这样的观点可能会一直持续下去。但如果我们坐上时光穿梭机去探索真相，你就会发现，原来父亲刚刚被老板解雇，回家的路上都在想下个月的房租怎么解决，孩子想要报的辅导班的费用如何支付……当看到这些部分的时候，我们的观点才有机会拓展和松动，才能还原当时形成观点的更多信息，才能更好地靠近真相。

观点是对个人影像和世界影像的认知，不同的观点会影响自我生命力的展现。一个秉持自己不被他人接纳观点的人更容易在人际关系中退缩。这样的观点会导致生命力被压制，无法在人际活动中彰显更人性化的魅力和力量。

以感受体验生命力

《说文解字》载："感，动人心也。从心，咸声。"受，相互交付。感受源自外界能量的变化，内心有所感，如弦之颤动。感受涉及两个层面，一个是外界能量有所变化，一个是内在真实的状况。当外界能量变化时，当时的生命力状态决定了我们会有什么样的感受。比如，《红楼梦》第七十回有这样一个情节，大观园中的姐妹们在一起作诗。面对暮春时节飞扬的柳絮，林黛玉和薛宝钗是完全不同的心境，林黛玉悲观而伤感，薛宝钗则乐

观而向上。从两个人的词作中我们可以感受到她们不同的内在
状态。

唐多令·柳絮

林黛玉

粉堕百花洲，香残燕子楼。一团团逐队成球。漂泊
亦如人命薄，空缱绻，说风流。

草木也知愁，韶华竟白头。叹今生谁舍谁收。嫁与
东风春不管，凭尔去，忍淹留？

林黛玉体质较弱，是一个容易伤感的敏感女子。面对落花，
她曾发出"一朝春尽红颜老，花落人亡两不知"的人生感叹。面
对柳絮，林黛玉同样伤感至极。

临江仙·柳絮

薛宝钗

白玉堂前春解舞，东风卷得均匀。蜂团蝶阵乱纷
纷。几曾随逝水？岂必委芳尘？

万缕千丝终不改，任他随聚随分。韶华休笑本无
根。好风凭借力，送我上青云。

薛宝钗这首词，没有一点伤春缠绵之感，反而充满了乐观而
向上的态度。

曹雪芹在《红楼梦》中最善于通过诗词来侧面描绘人物内心
的感受，从而更加真实立体地塑造人物。感受是个体生命力的温
度和色调，从林黛玉和薛宝钗的词作中，我们就能明显感受到一
个消极低沉、冷色，一个积极昂扬、暖色。

我们总是以为感受是被当时的事情引发的，其实它常深深地植根于过去。我们即时对于反应的感受、对于感受的感受，都是基于内在自我价值与自尊的观点与期待，这会经常影响和限制自我生命力的展现和联结。如林黛玉觉得自己寄人篱下，人情淡薄，无法主宰自己的命运，这一刻看似风光，下一刻就有可能不知何去何从，加上早年丧母，后来丧父，家道中落，命运多舛，这些对其消极悲观观念的形成具有重要影响，也使其生命力以一种消极形式进行流动。反观薛宝钗，她是皇商家庭出身，家庭并没有发生什么太大变故，始终在追求时代标榜的价值，形成了积极上进的内在观念，其生命力以更为积极的形式向外流动。

以应对表现生命力

应对是生命力在外界的直观呈现。生命力流过内在系统的各个层次，最终以应对和行为的方式呈现出来。当内在和谐一致时，我们就能从应对中感知到生命力的光辉，反之，生命力便以求生存的形式呈现。在压力下，它们会以四种不一致的姿态出现。这些姿态显示了一个人如何看待自己与他人的关系，并可以此观察内在生命力的状态和层次。

中国传统文化的精神之一是追求天人合一，许多经典都在讲一个方法——天人感应，一个原则——与天偕行。天人感应的方法论给我们指明了向内求的道路和方向，激活了具足的生命力，以生命力的天赋性在感、应之中联通外部世界，从而实现《易经》所说的"无私无为，感而遂通天下"。本章就是在这一哲学思想的启发下，理解萨提亚家庭治疗模式中以联通生命力来实现内在统整，并让生命力以更为灵活和多样的方式在外在世界中予以彰显，进而促进东西方对生命和世界的洞察能够在中国哲学层面达成和谐一致。

第五章

以中国传统文化之心和冰山理论理解内在系统

我们在世界上生活，在内在体验世界。

有时候别人说了一句话，我们的内心就开始翻江倒海；有时候事情已经过去很久了，我们却始终难以平静；有时候只是看到了一座山一条河，我们的内心却突然升腾起诸多情绪。

有人说：外在世界的样子是重要的，但以什么样的方式看待世界更重要。

我们在世界里经历，在内在认识自己。

有的人拥有很多的财富，却觉得自己很失败；有的人物质很贫瘠，精神却异常富有；有的人才华横溢却很自卑，有的人平平凡凡却自信洒脱。人们并非在出生之后就对自己有了了解，对自己的界定和了解是在内外世界的交互过程中建立起来的。

有人说：年轻的时候想向世界证明自己，成熟之后想向自己证明自己。

我们所看到的世界是外在世界，有人在笑，有人在哭，有人行色匆匆，有人默然发呆。人们做的事情、说的话、经历的故事，都是世界呈现给我们的样子，光怪陆离的现象背后藏着另外一个世界，那就是我们所说的内在世界。

萨提亚家庭治疗模式聚焦人的内在系统，通过观察人如何经验事件来研究其内在系统的运行机制，并于其过程中帮助人由内而外地实现改变。

中国传统文化中内修和向内求是人非常重要的标志和特点。无论是儒家的修身、齐家、治国、平天下，还是道家的无为、心斋，抑或是佛家的色即是空，无一不是注重对内在系统的修炼，从而达成与灵性、规律的和谐融合。

一、中国传统文化对内在系统的重视

《尚书·大禹谟》载："人心惟危，道心惟微，惟精惟一，允执厥中。"据传，这十六个字源于尧舜禹禅让的故事。这是中国传统文化数千年来的不二心法和一以贯之的精神内涵，影响着中国人的精神面貌，也奠定了东方心灵的基本面向，营造出独特的精神氛围。世界上没有一种文明像中华文明一样能够同时接受和容纳儒、释、道三大哲学思想，并使其和谐发展，成为滋养中国传统文化的三大根系。其中最根本的一个原因就在于，这三大哲学体系在中国人向内求的精神取向中达成了奇妙的共识和互补互证。

向内求的过程中有一条非常重要的思考线索，那就是自我界定的自然性和统整性。它从古至今贯穿于中国文化的内在，并成为中国文化的内核。对自我的界定以及自我与世界的关系，直接引发了中国古代先贤在内在系统之中以生命的本质实现对宇宙能量的感知，回溯至灵性的融合，并在这个层面超越外在世界的表象，达到万物统整、天人合一的境界，从而将东方的智慧引向更贴近人性本质的方向。因此，中国传统文化中的自然性和统整性是具有先天基因的。

以心为本体的内在系统

无论是儒家"心性说"里的体悟，还是佛家"戒定慧"里的观想，抑或是道家"静虚说"中的畅游，均以心为舟。心是中华文明能够俯仰宇宙的本体所在。儒家，正心为先；释家，精心为始；道家，修心为本。以心为本的中国传统文化源远流长，博大精深，各家各派都是在心的本体上论述其认识和修行，发展出各自精辟独到、深邃无极的学说，并致力于以心触及宇宙，让宇宙入心进行探索，感悟精微与宏大并存的心灵境界，播撒中华民族的心之种。

中国传统文化的心就是个体的内在系统，修心、正心、净心都是在修炼自我的内在系统，各家只是在内在系统的认识、理解、阐述以及修炼的方式方法上有所差异。中国传统文化对内在系统的重视超过了外在世界，因此有了"重心轻物"的鲜明特征，这是东方文化与西方文化的重要区分之一。儒家将"正心"作为由内而外的中轴，道家将"致虚极"作为感悟宇宙大道以观其妙的唯一路径，释家以"空"作为超脱色相的终极法门，于是才有了古之圣贤"为天地立心，为生民立命，为往圣继绝学，为万世开太平"的至高理想。在中国传统文化和中国人心中，内在系统如何理解世界、世界如何反映内在系统是其宗旨和要义。

萨提亚治疗模式透过外在的发生聚焦人的内在系统，认为内在系统如何经验世界才是治疗的关键，这与中国传统文化注重内心的修炼如出一辙。萨提亚治疗模式的五大要素——系统性、历程性、正向性、聚焦改变、运用自我——是对内在系统运作的把握；转化的过程以外在为情境和背景，以内在系统为治疗的主要面向，聚焦内在的发生和变化；所使用的家庭重塑以家庭系统来盛放内在系统；使用雕塑等主要治疗工具是为了触发内在系统的运作；治疗目标以内在系统的转化为指标。萨提亚治疗模式与中国传统文化以心为本体进行自我人格的成长在本质上是完全一致的，这一点在萨提亚晚年对灵性的领悟和探索中显现得更为清晰。

内在系统的统整性

古人追求的至高境界是以心为本体的天人合一，采用的方式是通过自身内在系统的和谐统整以达成与天地万物的融合。如同庄子《人间世》中所描述的心斋境界："若一志，无听之以耳而听之以心，无听之以心而听之以气。听止于耳，心止于符。气也者，虚而待物者也。唯道集虚。虚者，心斋也。"虚是道家对内在系统统整性的表达，即个体通过心与宇宙能量的联结以同频共振。儒家将"内圣外王"作为修炼人格的内在要求。"内圣"是对主体心性修养方面的要求，内在系统以达到一致和谐境界为极限，即率性——与天赋予人的生命本质在一起。外王是指在内在系统统整的基础上，于社会政治教化方面的功用和体现。这与萨提亚治疗模式中的系统论哲学思想完全一致，即内在系统发生改变和转化后，外在的行为和应对方式也会相应发生变化。儒家把内心的道德修养与外在的政治实践融为一体，建构了一种独特的人格理想。释家对内在统整提出了更为明确的要求，并以"空"作为统整的终极意象，最终，我们发现不同的宗派向着同一个目标前行。

自我内在的统整即内在系统各个层次与先天之性的和谐一致。儒家认为，先天之性即人性之中的天然成分，可以用"三德、四端、五常"来描述，三德为仁、智、勇，四端为恻隐之心仁之端、羞恶之心义之端、辞让之心礼之端、是非之心智之端，五常为仁、义、礼、智、信。这些描述与萨提亚模式中对生命力、本质、灵性、核心的描述是相似的，都是对生命本质的体悟和理解。

道家认为，对生命本质的感知用道与德来体现，道可以理解为宇宙同一的生命能量，而德能使道中的生命能量以具体的形式予以显化，是宇宙同一能量在具体生命体中的展现的条件，二者的关系如同萨提亚所说的生命力与渴望的关系。老子认为，我们只是显化生命能量，而不能创造生命能量。《道德经》第五十一章载："道生之，德蓄之，物形之，势成之。"这四句话高度概括了生命从无至有的形成过程，即从宇宙能量到具体生命形态的转化阶段。老子非常重视内在系统在生命能量层面的统整，可以说《道德经》的大部分篇章都在告诉我们，要始终保持生命能量，保持内在系统的统整。《道德经》开篇曰："故常无欲，以观其妙，常有欲，以观其徼。"以能量的方式来感知生命本质的奥妙，从具体的生命形态去看生命的轨迹，有的生命展现和无的生命能量本质上始终保持统整。老子将内在系统的统整用"婴之未孩"的意象来呈现。在老子的宇宙观里，物在道中，道在物中。物、道互为终始，物、道互为表里。老子对内在系统统整的表述，可以从萨提亚对一致性的理解中找到类似的阐述：与普遍存在的生命力保持和谐一致。存在于宇宙当中的我们，已经触及了一种能量，它来自地球中心，带给我们一种根基感；它来自天堂，带给我们自身的直觉。它们在任何时刻都会静候在那里，等待我们去加以利用。

内在系统的自然性

中国传统文化非常注重对生命本质、特点的研究，在长期的观察领悟过程中，逐渐形成了朴素的生命理论，并在天人合一的人格理想引领下，让生命回归本身的自然性。自然性就是本来的面目。生命本质的自然性决定了内在系统的自然性，如同自然之地生长自然之物，自然之涧流淌自然之水一般。

内在系统的自然性为生命以本身的自然性进行展现提供了基础，中国传统文化的很大一部分内容就是教导人们如何保持内心的自然性。

《中庸》在开篇就开宗明义地讲："天命之谓性，率性之谓道，修道之谓教。"心性是人天生就具有的禀赋，是生而具之的生命能量。顺应着自己的原始生命力发展自己，叫作道；将用于自己修身养性的道推之于全民，达到社会教化的目标，就是教。"率性"之"率"的甲骨文和金文有网和绳索的意象，包含了捕捉和遵循之意。儒家注重推己及人，要求个体修炼内在系统，顺应生命力的自然性，这也就赋予了内在系统的自然性。儒家提出的"克己复礼"是孔门传授的"切要之言"，是一种紧要的、切实的修养方法。"克己"是让自己的内在系统去除杂念和私欲，去除对物的执念，如此一来，天理就能够在人的身上自然呈现。儒家"克己复礼"的思想与萨提亚治疗模式的理念是一致的，是让内在系统和谐一致，使生命力自然会流动并彰显。

《道德经》第六十四章载："是以圣人……以辅万物之自然而不敢为"，指出人的内在系统要认识、接纳并顺应生命本来的样子，以内在系统感知生命的自然，从而修炼自我的内在系统，让自我的生命能以自然的方式彰显。这是人心顺应大道的过程，也是自我内在系统不断向自然的运行规律贴近的过程。《易传》曰："易，无思也，无为也。寂然不动，感而遂通天下之故。"就是说，要想打开人的内在系统与宇宙能量之间沟通的渠道，就得达到无思无为的境界。无思无为就是自然而然，是让内在系统顺应自然规律。人的内在系统越是能够以自然的方式让生命能量彰显，人所感悟的与自我灵性联结的程度、与宇宙能量相融合的程度就越高，这就是萨提亚所说的一致性的第三个层次：以内在系统的高度一致性达成与宇宙能量在灵性层面的联通。

中国传统文化是心的文化，对人的内在系统的探索是以心为本体，进而理解自我与天地万物之间的关系，走的是修炼人心以达天道的路径，由此产生了内在系统不同的修炼方式。萨提亚治疗模式聚焦人的内在系统，通过清理天性即生命力彰显的阻碍，让内在系统恢复统整和自然，如老子所说的"无为"，从而达成生命能量自由的"无不为"。

二、萨提亚治疗模式：以冰山理论聚焦内在系统

萨提亚治疗模式并非做简单的行为矫正，而是透过行为观察人的内在系统，如同中国传统文化以心为本体的探索，是以内在系统为根基建立起来的治疗体系。萨提亚几乎所有的治疗信念、理论、方法和工具都是针对人的内在系统的。因此，萨提亚治疗模式的咨询师不鼓励案主讲故事，而是注重透过故事进行内在系统的探索。

萨提亚认为，人们经历事件时，六个层次（行为、应对、感受、观点、期待和渴望）同时进行着体验。行为能够直接被我们观察到，而其他部分属于无意识的范围，即我们所说的内在系统，这一部分正是长期以来被我们压抑和忽视的部分。

萨提亚的冰山理论，实际上是一个隐喻，指一个人的自我就像一座冰山，我们能看到的只是表面很少的一部分——行为，而更大的一部分内在世界藏在更深层次，不为人所见，恰如冰山。萨提亚善于运用隐喻，她使用冰山的隐喻将不易为人所知的内在系统以更为具象的方式进行呈现。顺着冰山系统的探索，我们将深入人的内在系统，借由经验事件和加工事件的方式以更为深刻和生动的方式理解一个人。

中国传统文化以心的意象来理解人性，以心来感知自我与宇

宙万物之间的关系，将"人心惟危"作为心传，以此奠定其重人文轻物质的基调和氛围。萨提亚治疗模式以冰山为隐喻，将其作为探索人的内在系统的媒介，融合众多心理治疗流派的精髓，不断丰富和完善其结构和内涵，使其在进入人心的过程中既具有灵动深入的身心体验，又具有清晰缜密的结构设置。这为萨提亚治疗模式的治疗和教学提供了系统、简洁的方法和工具。

冰山系统的结构

冰山系统建立在萨提亚深刻洞悉人类生命本质的基础之上，是以系统论和统整观的角度来理解内在系统的伟大尝试。她对冰山底层生命本质的理解与中国传统文化对内心的感悟非常类似。王阳明将心学的修习法门归纳为"事在心上练，心在事上磨"，就是说，通过外在事件来不断提升内在系统的和谐统整，从而实现自我境界的不断精进。同时，萨提亚对人性本善的坚定认知奠定了她治疗模式的积极取向，这与中国传统文化的人本精神不谋而合。她以冰山理论来靠近生命的真相，如同中国传统文化以心为本体实现自性的觉悟。

萨提亚的冰山结构和内容可以看作对"人心惟危"的西方式体察，为我们理解内在系统的精微提供了一种方式，我们可以视其为促进自我成长的工具，使得"惟危"的人心能够以和谐统整的方式统一于"道心惟微"，让生命力在自我、他人、情境构成的系统中得以和谐统整的展现。

萨提亚的冰山结构分为七个层次，分别是行为、应对、感受、观点、期待、渴望和自我。下面通过这七个层次的阐述让人的内在系统从"水面之下"慢慢呈现出来。

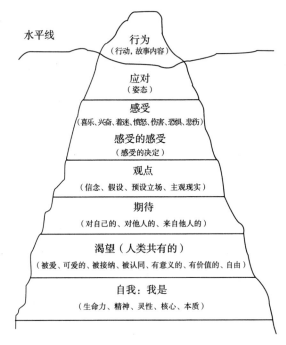

1.行为（Behavior）

行为是自我呈现在外部世界的一种表现，是通过人的感官可以直接感知的部分。比如孩子在哭泣，母亲在发怒，老板眉头紧锁、身体紧绷，员工全身蜷缩、瑟瑟发抖，等等。这个部分也是我们经常以为的痛苦的来源，很多人花非常多的时间和精力来试图改变行为。

在萨提亚的冰山结构中，行为作为冰山中唯一露出"海平面"的内容，并不是单独出现的，它是内在系统运行的集中呈现。如果将行为割裂于内在系统去认识，就会导致对人的割裂，丰富而复杂的人性将会被粗暴对待。

2.应对（Coping）

应对是指人们以什么样的态度来对待事件的发生。

应对处在冰山的"海平面"之下，是行为发起的起点。萨提亚认为，内在系统和谐统整，自我能够理解自己和接纳对方，同时考虑到自我、他人和情境，以统整的方式进行回应和沟通，这就是一致性应对姿态。

与此对应，我们无法接纳外在的发生时，就产生了压力，此时就会感受到自己的价值受到了威胁，并以曾经习得的自动化的模式来应对，这就是不一致的应对姿态。萨提亚通过大量的观察和分析，将人们不一致的应对姿态总结为四种：指责、讨好、超理智和打岔。

3.感受（Feeling）

感受是人们针对外在发生的情感体验，它每时每刻都存在着。通常人们体验到的并非只是一种单纯的感受，而是互相交织的多种感受。

有的感受我们能够很明显地体验到，比如被人指责时的愤怒和委屈，被肯定时的开心和兴奋；微弱的感受需要细致的觉察才可以被体验到，比如静观流云时的悠然和恬淡，放空时的松弛和安然。

感受并没有好坏之分，它只是内在真实的发生。人们往往根据感受带给自我的影响对其采取不同的态度。接纳并欢迎喜悦、快乐、兴奋、愉悦等感受，排斥且拒绝紧张、焦虑、恐惧、愤怒等感受。

感受是我们内在的体温计，表达着内在的状态；也是探索内在的真实线索，顺着它可以看见内在系统的运作，从而理解一个人如何看待外在的发生、如何界定自己以及如何经验事件。

4.观点（Perception）

人与人之间的差别在于内在系统如何感知世界并做出自己的判断。感受是我们感知世界的结果，观点则是我们做出判断的依据。个人观点的形成深受家庭、教育、环境的影响，逐渐在内在形成一套界定自我、看待他人、评判世界的理性化判断。一直秉持和奉行的观点被称为信念，这是人们为人处世的轨道和标尺。

观点包括想法、思想、信念、价值观、人生观、世界观等，是人们基于现在和过去经验的结合而产生的念头，是思考的内容，是认识世界的规则，而并非真相本身。不同民族，不同文化，不同地域，不同历史时期，人们的观点是不一样的。譬如，我认为无论如何努力自己都不会成功，我相信人性本善，我觉得你这样做是在侮辱我，等等。

有的观点是对当下发生的评判和态度，具有即时性。比如，我认为这件事情是对的，我认为你应该这样做，我觉得还有其他的方式，等等。具有即时性的观点很容易改变，它会随着新扩充的信息做出调整。但是有些已经成为信念的观点则很难改变，它是对某一类事物形成的某种固定态度倾向。比如，男人应该勇敢，女人应该柔弱，世界应该公平，等等。

观点的产生是为了让我们更好地适应外界，以明确和固定的方式为人们提供安全感和熟悉感。但值得注意的是，观点是为人所用的，可以结合不同的情境和自身的需要灵活使用。反之，必须依照某些僵化的观点来界定自己、看待别人以及认识世界时，我们就会成为观点的傀儡。中国寓言故事中的"刻舟求剑"就是告诉我们，要灵活地看待事物，而不是死板地遵守规则和观点。

5.期待（Expectation）

期待就是憧憬与向往，想做什么，想要什么，想发生什么。生命因为期待获得了具体的呈现，生命力在具体的期待中被感知。期待如同一棵树对高耸入云的追求，如同一株花对芬芳四溢的向往。

有些期待我们能清晰地感知，比如考试前期待自己能够得到一个很好的分数，期待能够被领导和上司表扬和欣赏，期待爱人能够肯定自己的付出，等等。有的期待则因为习惯性而不会再有觉察。比如，我们都期待太阳照常升起，期待自己每天都身体健康，等等。

人每时每刻都有期待。回到家，你期待妻子温暖的问候，坐在书房你期待安静的独处，甚至入睡时你会期待做一个美梦。有时人们会压抑期待或者否认期待，认为期待不能实现或者与自身的观点、信念产生冲突时会引发令人难以接受的情绪反应。比如，期待自己能够被权威人物喜欢，但是根据客观的判断这很难做到，于是会否认这个期待。比如，被抛弃的孩子期待母亲回来看自己，但这与对母亲的恨有冲突，因此会压抑期待。

如果人们的期待停留在过去的时空中，并在当下依旧抱有那样的期待，就会得不到满足。未满足的期待会让生命停留在过往的时空，它会对人造成巨大的能量损耗。譬如，三岁的时候你期待能够坐在父亲的腿上，让父亲温柔地抱着你，但这个期待没有实现，之后的二十年，你从未放弃这个期待。未满足的期待是我们痛苦的原因之一。生命会在未满足的期待中失去展现的机会，人们认为只有这些未满足的期待被满足了，自己才是重要的、值得的和被爱的，于是执着地从过往的时空中向当下伸出索要的手，造成以过往割裂当下，进而损害人的统整性。

6.渴望（Yearning）

萨提亚曾经以种子的萌发和幼苗的生长来隐喻渴望。种子所蕴含的生命力具有获得展现的趋势，这是生命的自然属性。老子《道德经》第四十二章载："万物负阴而抱阳，冲气以为和。"冲气就是生命彰显的趋势。这种生命彰显的趋势和自然属性向外界提出的要求就是渴望。

种子的生发渴望阳光雨露，生命的成长渴望照顾和关爱。渴望来自生命彰显的需要，并横贯生命始终，无论是呱呱坠地的婴儿，还是年逾古稀的老者，在生命的历程中始终抱持着渴望。萨提亚认为，渴望是人类普遍的心理需要。她将人类的渴望归纳总结为爱、价值、自由、尊重、认可、关注与接纳。

这些渴望并不会被直接满足，而是通过意义的

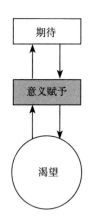

赋予呈现在各种各样的期待之中。比如一个孩子渴望被父母疼爱，就会期待父母入睡前耐心地为他讲故事，陪伴他一起学习骑自行车等。因此，渴望是期待背后的真正需求，期待是渴望被满足的具体形式。

渴望是时刻存在的，在不同的情境中以不同的期待形式出现，并通过期待的满足、价值的赋予让生命获得滋养。

意义的赋予是渴望延伸至期待的中间过程，既具有先天性又具有后天性。先天性的意义赋予是指，出于生命力获得彰显的自然需求，人类在长期进化发展过程中总结出的真理和普遍性的判断，处于人类的集体无意识之中，是与生俱来的。譬如，对婴儿来说，父母的爱抚、亲吻以及温暖注视自然而然地被赋予了爱和重视的意义，因而他会基于被爱的渴望而生发出对父母的期待。后天性的意义赋予指的是不同的文化、社会、教育带来的对价值、爱、生命等的界定。在男女平等的社会文化中，渴望生发出的对不同性别的期待与存在性别歧视社会文化中生发出的期待是不同的。

生命的渴望通过意义的赋予生发出不同的期待，期待的满足与否则透过意义的赋予滋养或损害自我价值。

如果渴望与期待之间的意义赋予以僵化的方式出现，又在过去的时空中未被满足的话，这就可能让我们陷入未满足的期待，造成自我的消耗。比如，有价值的渴望透过"只有被父亲肯定和表扬才是有价值"的意义赋予来到期待层面，这会让我们执着于对父亲肯定的期待，并在不同的时空中不断寻求来自类似对象的满足。

渴望被满足的途径有两种，一种是自己满足自己，自己爱自己。全世界都有可能抛弃我们，但如果自己爱自己，就能获得全世界。这种自我满足非常具有滋养性，会带来内在油然而生的喜悦感和充实感。另一种是依赖外在的汲取，如同幼儿从父母那里汲取，长大了从上司、恋人那里索取一样。这种方式则是被动的满足，仿佛将左右生命的权利交付他人手中，因此时常会产生疲惫感和空虚感。

7.自我（Self）

自我是人的本质、人的核心，是生命的源头，是生命力，是冰山的核心和动力部分。它从根本上决定了我是谁，决定着我们与世界的关系。

《道德经》第五十一章载："道生之，德蓄之，物形之，势成之。是以万物莫不尊道而贵德。"道本身具备生命的功能，代表最原始的生命力，含有生命的能量，自我天生具有价值。呱呱坠地的婴儿，即使什么都没做，你依旧会感知到他生命本身那种让人无比惊叹的存在。

萨提亚将自我比作装着自我价值感的瓶子。抱着这个装满了价值的瓶子，我们就能够和谐一致，坚定不移，充满喜悦地与自己在一起。否则，我们就会怀疑自己，感受不到自己的存在，以求生存的方式向外寻求自我存在的证据。

冰山系统的作用

张小娴的作品《荷包里的单人床》中有一句话："世界上

最遥远的距离，不是生与死的距离，不是天各一方，而是，我就站在你面前，你却不知道我爱你。"这句话后来在网络上广为流传，并被网友创造出了不同的版本。可见，"懂得"对于人来说是多么弥足珍贵。中国传统文化也以知音的意象来描述心意相通的最高境界，钟子期和俞伯牙故事的源远流长说明，中国人内心深处对心灵相通有着强烈渴望。懂是经由内在系统理解和看见一个人，不需要太多的行为和言语，哪怕只是简单的一个眼神和一个动作都会从内在与对方有深深的联结，也就是说，在冰山的各个层面去理解一个人。

彼此懂得的时候，我们才能够看见他（她）的生命力是如何呈现和流动的，而不是以外在的标准去评判别人的行为，以自己的世界要求别人的世界。从内在系统去贴近他人，我们可以获得系统统整的印象，真切体会到在平等价值基础之上的人与人之间的不同。

从内在系统去理解人，你就可以超越妻子抱怨的行为听到她的诉说：期待能够多关心她，因为你已经很久没有跟她说"我爱你"了。你就可以超越父母的愤怒听到他们的诉说：我很爱自己的孩子，但却非常绝望和自责。有时候只是简单的一句"你真的很不容易！"就能够触动对方内在那最需要被看见的努力和不易，使其愿意卸下厚厚的防御来面对你。从内在系统与对方相遇，是我们在人性的层面与他人相遇。这个层面蕴含着无穷的力量和可能性，是萨提亚治疗模式能够促进人改变和成长的基础。

人的成长和改变绝不是强迫发生，能强迫的只有行为。靠意志力去维持的改变终将不能长久，如同扬汤止沸。因此，无论是中国传统文化对境界的追求，还是萨提亚治疗模式对人成长的理解，都着重从内在系统去找寻路径。

以冰山理论理解内在系统

冰山被称为心灵地图，在其框架下我们可以透过行为深入地探索人的内在发生及其经验事件的模式，赋予内在系统更为清晰的面目，并在其底部实现人类生命的共同联结。冰山是内在系统的隐喻，隐喻让我们与外在世界拉开一定的距离，从当局者迷转移至旁观者清的位置，将隐藏于外在背后的潜意识内容和过程进行呈现，从而更为清晰和系统地观察外在世界是如何在内在系统中被加工的，并更深刻地理解自我。

三、冰山系统的统整性

为了更清晰地了解内在系统的结构，我们将对冰山进行逐层的阐述和分析。但需要说明的是，逐层的阐述和分析是人为的，目的是加强对冰山系统的结构性认识。冰山系统各层次之间是彼此联系的，具有高度统整性。

在冰山系统中，自我如同扎入大地和宇宙系统的根系，为整个系统提供养分，也蕴含着所有的生命力。老子《道德经》第十六章载："致虚极，守静笃。万物并作，吾以观复。夫物芸芸，各复归其根。归根曰静，静曰复命。"冰山的不同层面如同植物通过导管与根部相连，根部将从大地、宇宙之中汲取的能量输送到冰山的每一层。冰山的每一层都蕴含着同样的生命力，因此并非只有行为彰显生命力，感受、观点、期待、渴望等都在彰显生命力。就像植物的生命力不仅蕴含在花朵和果实里，每一片叶子、每一个枝丫都以自己的方式和形貌闪烁着生命力的光芒。整个冰山系统也在生命力的光辉之中表达着和谐和统整。

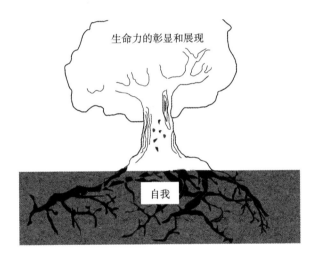

经历事件的时候，人类内在系统的所有层次会同时开始运作，并不存在先后顺序。比如，突然被人无故责难的时候，你会大声为自己辩解（行为），会感到愤怒和委屈（感受），会觉得他人这样对待自己是不公平的（观点），期待责难自己的人跟自己道歉（期待），会渴望被尊重和被爱（渴望），此刻你的自我比较小（自我）。

冰山系统的各层次之间互相关联彼此影响。我在生气（行为）与我感受到的委屈、愤怒和失望有关（感受），也与我觉得对方的做法代表了他不重视我（观点）、与我希望他能够尊重我的期待落空有关（期待）。与此同时，在内在系统之中，感受、观点、期待、渴望之间也互相交互和影响，比如感受既与观点有关，也与期待有关，期待与观点、渴望之间也相关。因此，行为只是内在系统各个层面交互的外在表现，并非只是由单一的那一层导致的结果，整个冰山系统牵一发而动全身。

冰山系统不是固定不变的，具有不断运动和变化的特点，如同中国传统文化心传"人心惟危"所传达出"危"的意象一般。从冰山的时空性来看，将时空看作一个整体时，每个人都有一座相对符合某些规律的冰山，它影响了一个人接受讯息和判断讯息的方式，决定着一个人如何反应和如何行动，影响着个人的人格塑造和自我成长。笔者将其称为内在世界，并在后续的章节对其进行详细阐述。这座冰山会随着时空的绵延、自我的经历等不断发展和变化。将时空看作无限个点的连续时，每个点、每件事情甚至每个动作都会有不同的冰山。领导批评了我，我跟朋友抱怨，朋友安慰我，这个过程中有许多座冰山，领导批评我时有一座主要的冰山，我跟朋友抱怨和朋友安慰我时又有不同的冰山。

冰山是立体的而非平面的，它的每个层面都有冰山在出现。某个感受出现时，我们会因此感知到相应的应对、感受、观点、期待、渴望和自我等。比如，我感到生气，我对生气的感受是沮丧，因为我的观点是生气是不够成熟的表现，我期待自己遇事能够更加宽容和大度，我渴望的是自己受欢迎和被爱。

对冰山每个层面的态度也会影响冰山的统整性，正如佛的智慧："一念起，咫尺天涯。一念灭，天涯咫尺。"能够接纳冰山每个层次真实的发生，就会以更为真诚的态度通过内在系统贴近自己。承认和接纳自身有局限的那一刻，我们就有机会超越局限所带来的影响。

四、以意义的方式统一

人终其一生都在追求自我意义的实现。生命以意义的方式诉说着本身，通过意义寻求展现的方式和被认知的形貌。中国传统文化通过儒、释、道对人心的理解，让人对生命的意义有了天人合一的终极追寻，而萨提亚以一致性来表达生命意义的自我诉求。东西方对生命的理解最终都将在意义的层面完成统一。冰山理论很好地阐述了内在系统的运行，也使我们借助其框架更好地理解生命意义的展现方式。

在冰山系统中，无论是生命力、精神、灵性、核心还是本质，都将通过意义的寻求来获得自我的彰显，这种自我彰显的动力性以渴望的方式进行表达，被爱、可爱、被接纳等成为寻求意义的动力系统，充斥在人的精神活动和行为活动中。

期待和观点是意义的赋予系统，是内在系统与外在世界进行联结和转化的纽带。意义具有能量的特性，外在世界通过被赋予意义得以进入内在系统并获得流动的形式。如同煤炭和石油之中蕴含着的能量需要通过燃烧获得释放，否则我们无法感知其能量的存在。不同的人的期待和观点不同，就像燃烧的方式各异。功率高的燃烧将获得更多的能量，功率低的燃烧则获取较低的能量。

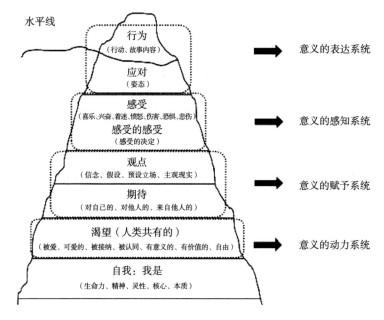

在意义赋予系统之中，期待偏重内在系统意义获取的外向性，我们对生命意义的追寻必定会体现在对自我、他人、事件的要求中。我想要得到这个东西，因为这个东西对我来说具有这样的意义。我期待他这样对我，因为他的态度对我来说具有意义。当期待获得满足，我们即通过期待彰显了生命的意义。当期待未被满足，我们则执着于该期待获得的意义，于是就会形成未满足的期待，其背后是单一的意义获取方式。

而观点在意义获取上具有内向性，外部世界以观点、信念等方式获得意义并进入内在系统的运行，如我觉得他这样做是轻视我，我认为这件事情对我来讲很重要。外部世界被观点、信念加工并赋予意义时，它就在内部系统之中被能量化，进而影响整个内部系统和冰山的各个层面。

感受是意义的体验系统。感受与意义的赋予系统之间有着直接的联系。当我们期待的事情发生了，当我们想要的东西得到了，当外界的发生符合我们的观点，我们就获取了其中被赋予的意义，体验到了满足和快乐。失败代表自己的无能，失败是成功之母，两者不同的意义赋予必将引发不同的感受。

行为和应对姿态是意义的表达系统。我们都在通过行为来表达意义，如果脱离意义的内在去理解行为，那么行为将成为失去灵魂的动作。

无论是哲学、历史，还是宗教、文学，人类的文明活动都无法回避对人的意义、生命的意义的探讨，意义是心灵的内容和基本形式。笔者尝试在意义的层面更好地理解萨提亚治疗模式的冰山系统和心灵追索，试图在意义之中达成某种统一与和谐。

五、以冰山系统探索心的跳动

犹记得在贝曼老师的工作坊，当有人不停讲故事的时候，贝曼老师就会打断他（她），然后温柔但坚定地问："你想说什么？"当事人往往会被问蒙，但随后会在贝曼老师充满慈悲的注视中，突然流出眼泪。萨提亚治疗模式并不是只注重人行为的改变，而是聚焦人内在系统的转化。透过故事所营造的氛围和所构建的情境，深入探索情境之中的冰山，并在内在系统中进行转化。因此，冰山是进行内在系统探索的非常重要的工具。

下面以几个冰山来进行示例和说明。

改变前个人的冰山：

事件：丈夫因为应酬晚归，妻子愤怒地指责丈夫，丈夫也愤怒地指责妻子，两个人情绪失控，争吵起来。

改变前妻子的冰山：

行为：大声地训斥丈夫，歇斯底里地责骂。

应对：指责、超理智。

感受：愤怒、委屈、焦急、沮丧、绝望。

观点：

他晚回来就是对家庭缺乏责任感，没有责任感的男人都是靠不住的。

我已经在他眼中失去了吸引力，因此他才经常回来得这么晚。

他把我的话当成耳旁风，说过多少次也没有改变，一点都不尊重我。

期待：

对他的期待：我期待他能够改变晚归的习惯，和我一起做家务。

对自己：我期待自己是个对家庭有很大用处的人。

认为他对自己：他期待我不要老说他，能够对他多一点包容。

渴望：

我渴望被爱。

我渴望被尊重。

我渴望被认同。

自我：空虚、无力、失控、低自我价值、与生命力失联。

通过冰山系统进行自我的觉察：

以冰山的形式将内在系统进行呈现的过程中，我发现隐含的观点是失之偏颇的。他回来得晚真的是他自己不想回来么？似乎他这么做也是为了这个家庭能有更好的经济条件。这真的能代表他对家庭没有责任感么？他在家里其他方面也挺上心的。

是什么让我那么期待他能够早点回来呢？真的只是想让他回来做家务么？我也发现，我期待的不仅是他能够早回来，而且期待他能够听我的话，认同我的观点和行为。是什么让我对被认同有这么大的期待呢？

他期待我对他包容一点，我可以给到他想要的吗？如果我还是想满足自己的期待，除了指责还有没有其他的方式呢？

改变后的冰山：

行为：丈夫依旧晚归，我接过他的公文包，递给他一杯水。等他坐下来后温柔地跟他说："如果不是必需的应酬，你可以早点回家吗？这对我来说很重要！"

应对：一致性的应对。

感受：平静、充实。

观点：

他晚回家一定有他的原因，这并不代表他没有责任心。

我不把自己的期待说出来，他未必会知道。

观点、感受、期待都是我自己的，我不必将照顾自己的责任交到他人的手上。

他是一个完全独立的个体，我们有很多不同的方面。

期待：

对自己：我可以为自己负责，当他没有按照我说的早回家时，我不会因此感到受伤。

对老公：我期待他可以给我更多的关爱。

老公对自己：可以更包容和关心他。

渴望：

我是被爱的。

我是爱自己的。

我是被尊重的。

我是重要的。

自我：充实、满足、丰盈。

改变后的觉察与思考：

当我不再将感受变好的期待放在别人身上，自己和他人都轻松了。

当我改变的时候，一切都发生了变化。

当我能为自己负责的时候，我越来越喜欢自己了。

沟通中的冰山：

表面上看，沟通是人与人之间的行为在相互作用，实则是行为之下的冰山在互动，是内在系统的交互。我们常说的"心与心的交流"就是指，超越行为的内在系统的各个层面的能量流动。

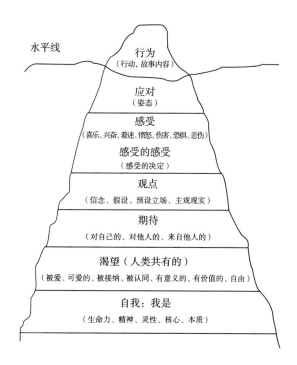

水平线

行为
(行动, 故事内容)

应对
(姿态)

感受
(喜乐、兴奋、着迷、愤怒、伤害、恐惧、悲伤)

感受的感受
(感受的决定)

观点
(信念、假设、预设立场、主观现实)

期待
(对自己的、对他人的、来自他人的)

渴望 (人类共有的)
(被爱、可爱的、被接纳、被认同、有意义的、有价值的、自由)

自我:我是
(生命力、精神、灵性、核心、本质)

　　如上文所述,将冰山作为内在系统的隐喻,能在自我和内在系统之间拉开距离创造一个空间,增添旁观者的视角,从而在这个空间内进行自我觉察。觉察是改变的开始,那些曾经隐匿在海平面之下的观点、期待来到意识的光辉之中时,我们就有机会以当前的力量来进行拓展和改变。因此,冰山系统给了我们一个机会,让我们可以深入自我的内在系统来倾听自己的心跳,带着对心的好奇,以萨提亚的方式来感受到"人心之危"的奇妙。

第六章　沟通的统整性和自然性

　　萨提亚治疗模式又被称为萨提亚沟通模式。沟通在萨提亚模式中有着非常重要的地位。沟通是一种能量流动的媒介，萨提亚就是通过人与人沟通中呈现出来的能量探查其内在状态的。沟通的过程是内在外化的过程。透过人的语言、语气、表情、姿势、动作、情绪等，我们借以了解人内在的层面。同时，人内在的情绪、观点、期待、渴望通过沟通得以展现。可以说，我们就是通过沟通来慢慢接近一个人的真实面目的。此外，沟通是能量流入并进行转化的过程。人们在关系中获得信息、能量、情感，经过个人的筛选流入并进行独具特色的转化，使其成为我们的一部分，如同自然界的植物进行光合作用一样。能量流入并进行转化的功能使得宇宙能量融入我们参与的痕迹，使得我们以有机的成分构成宇宙整体的一部分。同样的能量流经不同的个体会发生不同的反应并再次在沟通中流出，以此体现出个体的独特性和世界的丰富性。

一、萨提亚沟通模式的统整性

　　沟通具有统整性，包括自我的统整和沟通要素的统整。自我的统整是指沟通中个体所呈现的内在层面的水平。个体在进行沟通时，内在全部的层面都会发生历程性的变化，但哪些层面经由沟通进行了呈现呢？如果沟通时能够照顾到自我内在的全部层面，而非只以观点或者情绪的部分进行沟通，我们称其为一致性沟通。如果我们只在内在的某个层面进行沟通，则是不一致沟通。沟通要素之间的统整是指自我、他人、情境三要素的统整。我们都生活在这三者的关系中，人一生都在处理与自我、与他人、与情境的关系，三者组成了能量交换的整体系统，沟通就在这三个主体之间进行。所有的沟通就是三者互动的过程。对自我、他人、情境三要素的把握构成了萨提亚治疗模式最重要的治疗统整观。

二、中国传统文化中沟通的统整性

没有哪个国家的文化比中国传统文化更崇尚沟通的统整性。循着中国传统文化的发展脉络，你会在远古神话的万物有灵中觅见统整，你会在《易经》的变易、简易和不易中感受统整，你会在《道德经》的有无相生，《南华经》的齐物与忘我，儒家的修身、齐家、治国、平天下，以及佛家的色空不二中证得统整。中国传统文化从未尝试要走出统整的范畴，这奠定了中国人心灵统整的基础。中国五千年文化一直营造着一种统整的气氛和能量磁场。这种气氛和磁场让宇宙万物以整体性的名义进入我们的心灵，我们以整体的名义与宇宙万物进行互动互融，因此和谐才能以一种内在和外在的极致追求影响中华民族的精神。

中国传统文化最大的格局就是"穷理尽性以至于命"，其中透露出对天道和天命的理解。中国传统文化追求的就是遵循天命和天道，努力让自己获得统整。如果说西方文化和文明追求的是征服、对立，那么中国文化追求的则始终是融合、统整。对于如何达成统整，中国传统文化几乎所有的经典都在此处达成了精妙的统一，那就是以自我的身心与天地之道相合。

《道德经》第五十四章载："修之身，其德乃真；修之家，其德乃余；修之乡，其德乃长；修之邦，其德乃丰；修之天下，其德乃普。"这是要害所在。《庄子》所载的"黄帝问道于广成子"[1]也阐述了中国传统文化的要领和精髓。无论是中国传统文化的哪个方面，只有验之于身心，才能推而广之，实践于家国天下而不误。故《大学》曰修身、齐家、治国、平天下，以修身为本。中国传统文化讲究天人合一，不知人，则不足以知天；不知天，则不足以知人，明矣！因此中国传统文化对统整的把握可谓宏大和细微的完美结合。

人祖伏羲在八卦台上以己之身心投入天地，参悟天地奥秘，拉开了以统整之心认识天地的序幕，从此，日月星辰、鸟兽鱼虫都能以心的方式进行联结。及至天人合一，孟子所说的"浩然正气塞于天地"更是将天地与自我作为不可分割的整体进行感知。中国人所说的身心从来都不是孤立的概念，一定是在天命、天理的背景下才会有意义。中国传统文化也始终致力于对天命及天道

---

[1]《庄子·在宥》载："吾语女至道：至道之精，窈窈冥冥；至道之极，昏昏默默。无视无听，抱神以静，形将自正。必静必清，无劳女形，无摇女精，乃可以长生。"

的把握和理解，从而使自己的修为与之相合。黄帝向广成子请教长寿的秘诀，广成子告诉他，是静。静不是不动，而是按照自然规律运动。中国人始终在尝试将自己与天地建立联系，并按照天地规律进行运动，从不曾想过跳出天地之外认识自己。因此，中国的先贤一直以来努力实现自我完整与宇宙完整的联结和沟通，从而实现自我能量与宇宙能量的交换，完成自我的更新和提升。古代祭祀或与神灵进行沟通对话的时候，要沐浴焚香更衣，身心一致才能建立与神秘力量进行沟通的通道；道教术士采天地日月之精华以练内丹；儒家以身得天地之正气，这些都是统整思想的具体运用。

中国传统文化对沟通有着深刻的理解。相对于信息的交流，中国人所说的沟通更注重精神层面的流动和交流。感应是对沟通最深层次的一种表达。沟通以感应作为方式和过程、作为衡量沟通的境界时，就成为超越言语、动作、表情的能量交流。感应打开了人与天地万物进行沟通和交流的通道，也是将宇宙纳入人类心灵的途径，自此天地无心，人以心赋天地。

萨提亚沟通模式与中国传统文化的统整哲学观都将自我视作整体的一部分，与整体发生联系进行沟通，实现能量的交流和内在的转化，都推崇自我内在的统整和谐。那么，如何让自我实现统整，这里就涉及萨提亚沟通模式中的一致性和中国传统文化中的自然观。

三、萨提亚沟通模式的一致性

萨提亚沟通模式的目标是人能够以一致性的方式进行沟通。所谓一致性就是以更人性化的方式进行更统整的沟通。我们的内在非常丰富，依照萨提亚模式的冰山理论，包括七个层面：行为的层面、应对的层面、感受的层面、观点的层面、期待的层面、渴望的层面和自我的层面。如果我们在沟通的时候能够将内在的这些层面以和谐的方式进行呈现，那么就能完全展现自我，否则，就会造成自我统整的割裂。

一个愤怒的妻子指着丈夫大骂：你要是每次都这么晚回家，以后就不要回家了！

她在表达什么呢？丈夫可能只感受到了她的情绪，看见了她的行为，除此之外她的其他层面都没有获得展现。如果以更加完整的方式来展现自我会是什么样呢？

丈夫晚归，妻子对丈夫说：你今天回来得很晚！（事实层面）我很担心，也很生气！（感受层面）每天熬夜对身体伤害很大，而且你应该重视一下我的感受。（观点层面）我希望你能够注意自己的身体，也能看到我对你的关心。（期待层面）我渴望你爱自己，也爱我。（渴望层面）

沟通的时候如果能够慢一点、增加一些觉察，就如同拿着手电筒站在外面将黑暗的部分照亮，然后将看到的不同层面全都描述出来，这是自我的一种完整展现。这就使沟通中涉及的要素全部进入沟通情境，从而避免个体以某个层面来替代或割裂自我的统整性。

萨提亚对人的理解与中国传统文化对人的界定一致，是将人纳入统整和系统来理解。沟通是达成自我与系统统整性和一致性的重要方式。它能达成生命的联系和联结，能量的流动和交换，能让本性具足的人性得到充分觉醒和展现，如同种子在生命力的觉醒和成长过程中一直在与周围的环境进行能量的交换和流动。沟通是萨提亚模式一致性和能量流动、转化的核心要义，因而自然具有疗愈的功效。

一致性沟通最重要的是真诚，这里包括两方面的含义：一是对自己真诚，二是对他人真诚。

对自己真诚，我们就能如实地体验和接纳此时此刻的感受，承认自己的期待，此时，内在是和谐统整的；把自己的感受、期待和观点如实向他人呈现，就是对他人真诚。真诚是一致性沟通的基础。在工作坊，萨提亚希望通过内在和谐、人际和睦和世界和平来倡导世界的和平共处，而这就需要通过以真诚为基础的一致性沟通来达成。美国心理学家安德森（N.Anderson）在研究影响人际关系的人格特质的时候，发现人际关系中最受对方喜欢的三个品质是真诚、诚实和理解，最受对方讨厌的则是说谎、假装和不老实。由此可以证实，真诚是人与人沟通的需求和期待。

一致性的沟通是在进行能量的交换和流动。沟通绝不仅仅只是信息的交换，还是通过语言、表情、姿态、语调等将自身的能量状态输出。如萨提亚在一致性的三个层次中所表述的那样，当我们能够与自己的生命能量始终保持联结，我们的语言、行为、感受、观点、期待、渴望等都将体现自我生命能量，或者说，这些部分都能在一致性中能量化。通过与对方的能量进行纠缠、交换、转化，形成新的能量量级和能量性质，并通过沟通在输入和输出的同时，不断进行能量的流动和更替。新的能量流入将滋养生命力，并在能量的循环过程中浸润人格，使得人格结构更好地发展。

一致性沟通是人性自然需求。如同中国传统文化对人统整性的重视和洞察，一致性沟通是人达成统整性的自然需求和基本途径。中国文化是体天道合人道的文化，通过对天地万物运行变化的观察总结来规定个人的行为规范，确立人与人之间的关系准则，建立人类社会的一整套制度体系。《周易·系辞上》载："《易》与天地准，故能弥纶天地之道。"《周易·贲卦》载："刚柔交错，天文也；文明以止，人文也。观乎天文，以察时变；观乎人文，以化成天下。"因此，以诚信为准则的中国传统文化非常重视的一条线索和维度就是人与天地之间一致性的沟通。通过一致性的沟通感悟天地运行之道，构建万物品格，并将其内化为中国智慧中最具人文特色的一部分，同时使一致性沟通融入中国人的人性需求。

萨提亚三人组成员之一的贝曼博士坚信：萨提亚模式不仅是一套治疗方法，更是一种生活艺术，一种关于爱和关系的艺术。它改变的不仅仅是个人，而是一个系统。

四、沟通三要素

任何人都是活在关系之中的，萨提亚将人生活的关系归结为三种，即与环境的关系、与自己的关系、与他人的关系，通过处理这三种关系以达成自我的塑造和对生命意义的感知。处理关系的过程就是沟通，沟通都是在系统之中进行的。我们将构成沟通系统的要素分为三种，分别是自我、他人和情境。沟通的过程实质上就是这三个要素互相作用的过程。

自我

自我是沟通和互动的主体。如前所述，沟通是能量的交换和流动。自我作为一个系统，当前所有的感受、信念、价值观、态度，当时的身心健康及内在状态，对自己的想法及评估，对说话对象的感受和意见，对情境的体验、感知以及意义的赋予等，所有发生在自我系统里的元素都将被带入沟通。

在一致性沟通中，我们可以从四个层面表达自我元素：

首先是发生了什么。这个层次主要是沟通信息：我看到了什么，我的感官接受了什么。

其次是感受到了什么。这个层次主要是表达感受，让沟通顺着感受深入内在。比如，我感受到了恐惧、担心、害怕、孤独、难过、沮丧、悲伤等。

再次是如何理解。这个层次是表达自己如何赋予事件意义。比如，我认为你是故意的，我觉得你看不起我，我觉得你非常傲慢，等等。

最后是期待什么。这个层次是表达内在的期待和需求。比如，我希望你重视我，我期待你能够不迟到，我期待你能够表扬我，等等。

如果以上四个层次都能够明确地表达出来，沟通中的误解就会少很多，沟通双方就会更加明确对方的意图同时拥有更多的选择。

他人

他人是沟通的客体。如同自我一样，他人会在沟通中带入自己的诸多元素，因此，沟通看起来是两个人在行为层面交互，实则是两个系统在进行信息和能量的交流和交换。沟通过程中，他人有时以真实的面目出现，更多的时候则以我们以为的面目出现，这被称为投射。如果与自我投射的他人沟通，就会让沟通偏离真实性。因此，为了让沟通以更为真实的方式进行，从而做到切实理解对方，我们需要做好三个方面。

首先，倾听对方在说什么，接受真实的信息。不贴标签，不先入为主，带着不评判不比较的态度，保持好奇，倾听对方在沟通中想要传达的信息：他（她）那里发生了什么？他（她）感受怎么样？他（她）的观点是什么？他（她）的期待是什么？

其次，"我"对此以哪种方式予以反应。接收到这些信息之后，我们提倡以接纳差异和欣赏的态度来处理和经验，也就是前面所说的以心而感。

最后，真诚的回应和反馈。如前所述，沟通的实质是感和应，都是以心为基础。在以心相感并完整地体察对方之后，一致性地以心相应。这种回应不是求生存的即时性反馈，而是根据自身系统状态而做出的内外一致性反馈，是有觉察有选择地做出反应。

情境

情境是沟通发生的背景，对外表现为环境、场景，对内表现为氛围、气氛。情境是沟通系统中非常重要的元素，是沟通发生的场能量状态。比如，热恋中的人会觉得周围的空气都是粉红色的，在社交场合被拒绝的人会觉得四周都是冰冷的。沟通如果不注重情境，就失去了"心"，语言、姿态、表情等沟通媒介也会失去力量和色彩。

我们会跟好朋友坦陈心事，做深层次的暴露，是因为和好朋友在一起营造了一个安全、放松的情境。

沟通的环境和社会背景是构成情境的重要部分，影响了沟通以什么样的方式展开，是公共场合还是私密场合，是严肃的氛围还是轻松的气氛，是专心的探讨还是有一搭没一搭的天马行空。

不同的情境会让自我和他人形成不同的场域，这些场域又会反过来作用于自我和他人的内在以及沟通全过程。随着情境的发展，沟通的场也会发生变化。三个元素之间的互动会影响整个沟通系统的能量状态。

五、中国传统文化中沟通的一致性

中国传统文化讲究沟通和做事的系统性与整体性。天时、地利、人和是中国智慧对他人、自我与情境整体把握的简明阐述。天时、地利可以看作对情境的阐述，而人和是对自我和他人在情境中的关系状态、力量对比、能量纠缠的总结。只有兼顾三者所构成的系统，才能让沟通和做事符合规律、顺利开展。

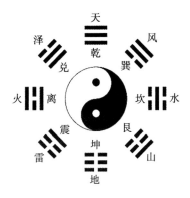

八卦图（图片源自网络）

我们可以用八卦图来理解自我、他人、情境所构成的沟通系统。如果将阴阳双鱼看作自我和他人的互动，那么外圈的乾、坤、兑、艮、离、坎、震、巽就是情境。我们借助中国最古老的哲学象征，就能将沟通系统的意象更为生动地呈现出来。在这个沟通系统中，自我与他人不断进行互动，如同阴阳双鱼在不断作用和转动，同时持续影响外圈的八个卦象，使得八个卦象释放出不同的能量。与此同时，内圈的互动也会受外圈这八个卦象的制约和影响。三者共同作用构成相应的能量场。

例如，在沟通互动中，以白色的阳鱼作为自我，与此对应的黑色阴鱼则为他人。当白色转到最高位时，正对应的是乾卦，卦象是天，特性是强健。象曰："天行健，君子以自强不息。"这可以理解为沟通中自我呈现出的一种能量状态，非常强健，非常有力量。此时，在和谐的沟通中，他人应该怎么做呢？我们来看黑色阴鱼所处的位置，阴鱼处在最低位，对应的是坤卦，坤卦是地，特性是柔顺。象曰："地势坤，君子以厚德载物。"因此，在和谐的沟通中，当一方涌现出强健的能量状态时，另外一方应呈现出广博、容纳的胸怀和态度，以营造出和谐统整的沟通系统。

这里要说的是，永远要白中有黑，黑中有白。这是用意象的方式来呈现沟通中的用心，即阳有阴心，阴有阳心。唯有用心才能阴阳和合，和谐统整。

如上所述，沟通时我们要注重天时、地利、人和，任何一个元素的缺失都会对沟通系统的统整造成割裂，萨提亚称之为不一致的沟通。

六、从不一致的沟通迈向统整

我们先来看以下几组场景：

男女双方即将分手的那一刻，女方对男朋友略带恨意地说："你走吧，走了永远都别回来！"她是真的让男朋友以后都别回来么？

在公司受了气的丈夫回来想被妻子安慰，说："真是烦死了！

我那个老板……"妻子却像没听见一样，说："我今天做了你最爱吃的红烧鱼……"妻子是真的没有听见丈夫的抱怨么？

女朋友对热恋的男朋友说："今天外面冷死了！"男朋友则说："是的，今天天气预报说会下雪。"女朋友真的是在跟男朋友讨论天气么？

领导说这个事情有点问题，作为下属的你马上觉得是自己的错，说："领导，您说得对，这都是我的错！"这真的是你的错么？

很多时候，我们明明心里在乎对方爱对方，嘴巴里说出来的却是带着仇恨或不在乎的话。很多时候，我们明明知道不是自己的错，却会习惯性地向别人认错。我们表达的信息和内心世界不一样的时候，就是在使用不一致的沟通方式。

在发展出言语技能之后，我们就更加容易被周围人发出的信息影响。任何一种沟通都包含两方面的信息：言语方面的信息和情感方面的信息。某个人在做言语陈述时，会自动地传递出包括表情、姿态、语音语调以及呼吸频率在内的多种信息。这些非言语的信息往往反映了人们内心的最真实状态。

人们的言语信息与非言语信息相互矛盾的时候，就会出现不一致的沟通。

萨提亚这样定义不一致的沟通：内容、语气等不同层次发出的两个以上的彼此不相容的信息。虽然接收者可能透过各种确认的过程了解对方告诉了他什么、要求什么以及为什么对方要这么做，但不一致的沟通将带给接收者相当大的负担。

不一致的沟通是自我、他人、情境三元素有所缺失，导致沟通统整性的割裂，影响人际互动的和谐性。接下来我们看看指责、讨好、超理智、打岔四种不一致的沟通姿态是如何割裂沟通系统的统整性的。

使用指责应对姿态的人习惯批判和攻击，或者为保护好自己就选择逃避责任，把所有的问题都推给别人。因此，指责的应对模式是对他人元素的割裂，从而导致沟通系统的不完整。

在讨好的应对模式中，他们会以牺牲自我来换取他人的肯定。这种应对姿态刚好和指责应对姿态相反。使用讨好应对模式的人，经常把自己放在一个较低的位置，自我内在价值会比较低，即便自己感觉不好，也会对别人和颜悦色。

使用超理智的沟通姿态时，人们会牺牲掉自我和他人，只根据大量的数据案例和外部环境等分析问题。过度注重逻辑会忽略人的价值和感受。他们虽然表面看上去很优越，做什么事情都有条不紊，但实际上，内心往往很敏感，也会让别人觉得不近人情。

使用打岔沟通姿态的人喜欢在别人说话

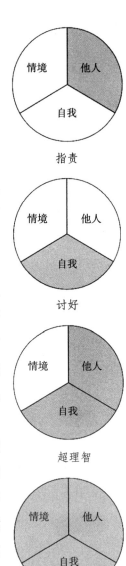

指责

讨好

超理智

打岔

的时候插嘴，或者转移话题，企图分散他人的注意力，以减轻自己对压力的关注。打岔的沟通姿态以牺牲自我、他人、情境三个元素而让自己感觉好一些。

不一致的沟通姿态中藏着一个真实的自我

沟通姿态里有最真实的自我反映。

当人们在讨好的时候，明明那种低自尊的感受让人不舒服，但却总是自动化地发生，为什么呢？

当人们在指责的时候，内在经历着的绝望和空虚又何曾让看起来盛气凌人的自我真正体验到充实和力量呢？但就是控制不住，为什么呢？

当人们无视自己和对方的情感时，一本正经地隔离或油滑地岔开似乎可以带来一点点轻松，似乎自己只能依靠这种方式才能好受一点。

不一致的沟通姿态给我们提供了一个窗口，透过它可以看见一个真实的自我。

我们透过讨好的窗口可以看见，他（她）是多么渴望被肯定和被爱，他（她）不能直接表达出来，只能用这种牺牲自我的方式来讨要。这是那一刻为获得生存资源所能够使用的方式，在这一刻他（她）通过讨好的姿态如此真实地将内在折射出来了。

当一个人指责的时候，如果我们可以先不着急做出反应，而是跳出来，透过那双愤怒的眼睛，我们就有机会看到他（她）内心的无力，那看似咄咄逼人的双眼是在跟我们诉说："我需要你能够理解我、爱我，当你不给我这些的时候我感觉糟糕极了，我只能用这种方式让你满足我。"当我们看到这些的时候，那个内在绝望和无助的真实自我将会蜕掉指责的壳，出现在我们面前。

当他（她）在打岔或者超理智的时候，透过严密的逻辑和冰冷的思考，透过他（她）不断变化的话题和幽默的外表，我们看到的是他（她）不敢触碰那个想要爱的真实自我。

不一致的沟通姿态背后都藏着一个真实的自我，一个想要被爱、被关注、被重视、被肯定的真实自我。

虽然我们在使用不同的姿态，但是想要的东西竟如此一致，那就是爱。爱是生存的必需品，是滋养生命力的空气和养分，因此，当我们感受不到爱的时候，就会向他人索取。不一致的沟通姿态就是为了索取爱，而对爱的索取是人性最真实的呈现。

幼年时，父母的爱对于弱小的孩子来说如同雨露之于幼苗，是他能够生存下来的关键，因此我们会在各种具体事件中要求父母爱自己。譬如，妈妈哄我们入睡时的轻柔语调，爸爸将我们抱起来举高高，这些都会让我们感受到自己是被爱的，是重要的，是有价值的。如果他们不能给予我们足够的温暖和良好的喂养，我们就会失去生命。作为孩子，我们很快就会意识到，只有按照别人说的去做，才能生存下去。譬如，为了在兄弟姐妹中得到父母的关注，我们学会了乖巧，学会了看父母的眼色行事，并以牺牲自己的价值感受作为代价来获得父母的关爱。同样，我们学会了以更为强硬的方式——指责来获得认可，似乎把所有的错误都归结为他人就会让自己好受一点。当家庭中拒绝任何感受的表达或者认为表达感受是失败和懦弱的，我们就会将感受隐藏和压抑起来，以冰冷的理论和逻辑来获得生存的资源和空间。面对让人窒息的压力时，面对无法获得爱的绝望时，无处躲藏的我们只能用打岔来应对，似乎只有这样才能让自己有喘息的机会。

每一种不一致的沟通姿态背后，都是生命在展示真实的自我，都是对爱的渴求、对求生存的挣扎。通过对不一致沟通模式的深入认识，我们会更为生动地理解人性的真实和伟大。

不一致的沟通姿态带给我们的限制

不一致的沟通姿态都曾经具有功能，为我们提供了保护，帮助幼小的我们在当时活下来。早在学龄前，我们就通过人际互动和阐释学会了这些沟通方式。譬如，面对父亲的指责，母亲会以讨好来处理和缓解压力；而在探讨某些压力事件时，父母都以超理智的方式避免不好的感受。尽管没有人刻意让这些互动和阐释发生，但为了在最初的家庭系统中适应和生存下去，我们必须学会用这些沟通姿态获取爱和资源。从这个意义上讲，不一致的沟通姿态在当时的情境下给我们提供了生存的保护。

但是，这种保护是在牺牲的前提下达成的暂时性平衡。人类总是力图维持某种平衡，问题是，在这一过程中是否有某种事物一直在承受痛苦。讨好时，我们压抑了自我需要的表达，按照曾经学习到的某些准则和信念来维持平衡。指责时，我们通过压抑他人的需求维持那些准则和信念所要求的平衡。同样的，这样维持平衡的方式会体现在超理智和打岔的沟通姿态中。自我表达指向完善健康的目标，我们的准则和信念——那些"应该"和"不应该"却通过限制自己的感觉和言语在起反作用。[①]

曾经保护我们的沟通姿态带来的限制之一，就是我们必须去看和听那些"应该"的存在，而不是实际存在的事物。我们约束自己不去争取自己想要得到的，不要代表自己去冒险，不要说自己想到和感受到的，因为这不符合准则和要求，相反，要说被要求说的，应该说的。萨提亚认为，体验我们所体验到的是为人的自由，那么体验我们应该体验到的，则是一种强迫。在更深远的层面可能还有对自我感受的限制，即我不能感受我所感受到的。这种限制可能起源于我们还处在襁褓之中的时候，是对我们感受、表达自己的所有限制和规则的基础。我们就是从这里开始自我谴责，之后以四种不一致的沟通姿态的形式出现，而所有这些姿态都传达了另一条自我诅咒的预言：我无法成为自己的决策者。[②]

不一致的沟通姿态只是我们在过去的时空中所形成的具有局限性的认知和判断，如果我们不增加觉察不主动改变，将被困在过往的"衣衫"中，限制自己的成长。这些沟通以感受到更多的稳定性和安全感为诱惑，让我们宁愿在不自由的状态下，让他人为自己做决策或定方向，而付出的代价就是自己的尊严。

---

① 维琴尼亚·萨提尔、约翰·贝曼、珍·歌柏等：《萨提尔的家庭治疗模式》，林沈明莹、陈登义、杨蓓译，张老师文化事业股份有限公司，2020年，第73、85页。

② 维琴尼亚·萨提尔、约翰·贝曼、珍·歌柏等：《萨提尔的家庭治疗模式》，林沈明莹、陈登义、杨蓓译，张老师文化事业股份有限公司，2020年，第73页。

在自然性和统整性中迈向一致性

不一致的沟通姿态以牺牲自尊为代价，按照"我必须""我应该"的规则来维持平衡以求得生存资源，因此人会感受到较低的自我价值感，这也是人们痛苦的来源。当我们决定不再因为贪图虚假的安全感和稳定感而被禁锢在过往所形成的应对姿态之中时，就会迎来生命在自然性和统整性光芒之中迈向一致的机会。萨提亚家庭治疗模式正是看到了人生命本质所具有的自然性和统整性，并以此为基础发展出了自己的治疗体系，促使生命能够跳出不一致沟通的限制，获得更多的可能性和创造性。

相对于不一致的沟通姿态，萨提亚发展了与此相对的一致性沟通姿态——表里一致。确切地说，它并非一种沟通姿态，而是一种完满的状态，促使我们决定让生命闪烁原本的光辉，让自己成为更加完善个体的选择。如萨提亚所说：作为萨提亚治疗模式众多基本理论构想之一，表里一致既是一种存在的状态，也是一种自我和他人进行沟通的方式。

高自尊和表里一致是检测个体是否具有更加完善的技能的两项重要指标。表里一致具有如下特点：

一种对自我独特性的欣赏；

一种自由流动于自身内部、人与人之间的能量；

对个性的主张；

一种相信自己和他人的意愿；

愿意承担风险，并处于易受攻击的位置；

能够利用自身的内部和外部资源；

能对亲密关系保持开放的态度；

拥有能够成为真实的自己并且接纳他人的自由；

爱自己，也爱他人；

面对改变，具有开放灵活的态度。

由以上特点可以看出，一致性是基于对人生命本质的充分理解和充分尊重的基础之上的。要打破"我必须""我应该"准则的限制，让生命能量自然流动于自我内部和人与人之间，首先要认识和接纳生命的特性，即建立在人与人生命价值平等基础之上的独特性。唯如此才能与自己的生命力进行联结，让生命能量得以释放和流动，并以符合自身期待的方式灵活呈现，让个性也有机会获得充分发展。在实现局限性突破的基础上，关系阶级性的界定也会迎来新的突破；在人际关系中愿意为自己负责，承担风险，不介意处于易受攻击的位置；能从系统的角度来认识事件的发生，调动自身的内部资源和外部资源进行应对；愿意舍弃稳定感和安全感带来的诱惑，在改变中体会自信的真实来源。这个过程中，对于人的自然性和统整性的把握至关重要。对自然性的理解能让我们在平等的基础上打破生命限制的种种准则。

在一致性的沟通中，自我、他人和情境都能够获得应有的尊重，能量能在三者之中自由流动。

萨提亚说：当我们决定做出一致性反应的时候，我们想到的不是去赢得某场胜利，不是去控制他人或情境，不是保卫我们自己或忽视他人的存在。选择一致性意味着我们选择成为真实的自己，选择与他人进行接触沟通，并与他们建立直接的联系。我们希望能够站在一个既考虑自己又关心他人，同时充分意识到当前情境的角度上，对问题做出反应。这一目标并不意味着一直开心而没有烦恼，也不意味着在任何情境中都会表现得礼貌得体。

表里一致的沟通

除了作为一种生存状态，表里一致还是一种传递信息的方式。在沟通过程中，我们至少拥有三种选择：

使用不一致的言语和一致性的情感；

使用一致性的言语和不一致的情感；

使用一致性的言语和一致性的情感。

情感包括声音特征、面部表情、身体姿势、手势、肌肉颤动、皮肤色泽和呼吸等方面。萨提亚发现并指出，在大部分互动过程中，非言语沟通往往可以提供一半以上的信息。多年来，萨提亚不断强调治疗过程中的非言语方面，并鼓励治疗师对自己和来访者的情感状态给予特别关注。

我们知道，言语来自人类大脑的左半球，是人类意识的一部分，与人类的生存法则、防御方式和那些"应该"式的命令紧密相连。因此，一致性的沟通要求我们左、右脑的信息能够反应一致，否则就变成了心口不一。导致不一致沟通的原因是言语时常被过往学习到的准则限制，即便知道这些法则已经失效，低自尊的个体也常会自动化地坚持使用这些古老而陈旧的法则。对于很多人而言，这一法则的基本形式就是不要告诉别人自己的感受。

因此，我们经常会看到一些人一边说着"我很好"，一边身体在颤抖，泪水已经溢满了眼眶。非言语的信息试图告诉人们当下时空中自己所体验到的，而言语的信息却受限于过往的准则和信念。就像两条河流的交汇，一条受限于"我应该""我必须"并带着过往泥沙的河流，必将与当下感受产生冲击并造成交汇河流的激荡和污浊。

身体反应经常与当下的情境有关，而言语则会传递一些过去的信息，这些信息通常建立在过去规则的基础之上。此时，可以明确地感知到，这个人的言语指向了一个方向，情感则指向了另一个方向。①

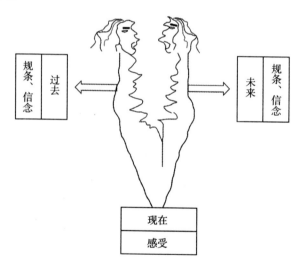

---

① 维琴尼亚·萨提尔、约翰·贝曼、珍·歌柏等：《萨提尔的家庭治疗模式》，林沈明莹、陈登义、杨蓓译，张老师文化事业股份有限公司，2020年，第84—85页。

言语表达通常可以反映出过去、现在和未来三个时空的信息，情感则与现在密切相关。因此，当人们处于不一致的沟通时，就如同以过往的时空诉说现在，从而导致当下时空的割裂。

非言语表达和言语表达之间的差异常常让人体验着现在，却说着过去或未来。两个层面沟通的信息都是真实的，但却不完整。在这种情况下，人们尝试协调自我、他人以及情境之间的平衡，并在沟通中传达尽量完整的信息，但事实却是自相矛盾。①

从不一致的沟通中跳出来，首先要提高觉察能力，并以此为起点迈向统整的沟通。这同样是成长过程中的目标，因为不一致的沟通背后常常隐藏着某种形式的投射、否认或忽视。不一致常常提示我们正身处求生存的压力之中。②

通常情况下身体不会撒谎。我们常常看见一些人语言在表达着轻松和愉悦，但身体却紧绷、动作僵硬、眉头紧锁、目光失色、声调晦涩，这说明他们的语言和非语言两个层面传达着相互矛盾的信息。这就需要他们留意身体所传递的信息，因为它指向了不平衡的状态，这一般与家庭的规条有直接的关系。他们可能在很早的时候就被要求不能表露受伤和难过的情绪，否则将会被惩罚或者无法获得生存所需的资源。因此，他们的言语被过往的

① 维琴尼亚·萨提尔、约翰·贝曼、珍·歌柏等：《萨提尔的家庭治疗模式》，林沈明莹、陈登义、杨蓓译，张老师文化事业股份有限公司，2020年，第87页。
② 维琴尼亚·萨提尔、约翰·贝曼、珍·歌柏等：《萨提尔的家庭治疗模式》，林沈明莹、陈登义、杨蓓译，张老师文化事业股份有限公司，2020年，第92—93页。

"我必须""我应该"限制了，语言失去了与当下时空的联结，求生存的压力导致其以过往的时空割裂着当下的时空。

与此相反，如果我们的言语信息和非言语信息同时指向一个方向，说明我们是在统一的时空中感受着和表达着。言语的信息和非言语的信息都来自同一时刻，自然也就表达了相同的意义。譬如，当你说"我很难过"的时候，你会沮丧、姿态颓废、动作迟缓、语调悲伤、皮肤暗淡、眼神无光。可以看出，你的其他非言语都在支持你的言语，言语和非言语都在指向难过，你会感受到内外的一致与和谐。此时你就是在进行一致性的沟通。同样，当你说"我很开心"的时候，你的表情、神态、动作等非言语也传递着快乐、轻松的信息，那么这是以一致性的方式进行着沟通。

值得注意的是，一致性的沟通是一种选择而并非一种规则，并非控制他人或周围环境的方式。一致性的沟通是在觉察之下将自我、他人和情境都纳入考虑和观照的范畴，从而达成沟通的统整性和自然性。

萨提亚通过八个要点来评估当前的应对模式与表里一致之间的差距：

其一，直接回答问题而不是首先回问："为什么你想知道这个？"

其二，展示出某种程度的活力。

其三，提出自己具体的需求，而不是给出冗长的原理。

其四，诚实地说"是"或"不"（做出诚实的选择）。

其五，"戴上侦探帽"来检验那些评论、想法、行为和情境，而不是先入为主地形成评判。

其六，在打消所有恐惧之前，能按照自己的意愿进行尝试和冒险。

其七，不断对生活提出疑问，对任何新的可能性保持开放的态度，并且不会在新的情况发生前，就假装自己已经掌握了全部的答案。

其八，在面对任何新的可能性、选择以及解决方式的时候，听从自己的直觉或"智慧盒"的意见，并在所有制定决策的情境中进行周全的考虑。

萨提亚对一致性沟通的重视，并非将重点放在对人行为的纠正和改变上。对生命本质的理解和洞察让萨提亚聚焦人性，趋向于统整的动力特性，从整体的角度思考和看待造成不一致沟通的原因，发现求生存的姿态、压力以及语言与情感的来源差异会导致不一致沟通的发生。而笔者则以更贴近东方文化特点的角度，以天、地、人三元素的完整及能量的流动和转化为基础看待沟通对统整的需求，最终与萨提亚对沟通的理解达成了一致。

第七章 中国传统文化与家庭治疗共同走向统整

一、中国传统文化对统整的理解

《礼记·大学》曰："古之欲明明德于天下者，先治其国；欲治其国者，先齐其家；欲齐其家者，先修其身；欲修其身者，先正其心；欲正其心者，先诚其意；欲诚其意者，先致其知；致知在格物。物格而后知至，知至而后意诚，意诚而后心正，心正而后身修，身修而后家齐，家齐而后国治，国治而后天下平。"这不仅是儒家外治的道理，也是儒家内修的法门，体现了儒学"三纲八目"的追求。

"三纲"指明明德、亲民、止于至善，是儒家学派对人的目标设定。明德指任何人都禀受于天，拥有至灵而不被污染的本性，也就是萨提亚所说的人是宇宙能量的独特显化。明明德即肯定人生来具有至灵的德性，要加以彰显，使之自觉。亲民有两层含义：一是指在明晓自身本性的善德之后，帮助其他人去除污染心灵的东西，使他们能够达到与自己同样的心灵纯洁的境界；二是指不断成长和变化。亲者，新也，指明明德之后内在的不断变化，如同萨提亚家庭治疗模式中对改变的态度。个人在与自己生命力进行联结的条件下，自身就拥有了改变的能量和力量，可以突破原生家庭的僵化规条、人生信念以及未满足的期待，将自己从固化和僵化的自我设定中解救出来，使其在生命能量的滋养下更加灵活灵动，重新回归"婴之未孩"的状态，成为日新又新的生命彰显。

止于至善是儒家最高的境界设想。至善是指心灵获得最大程度的自由，达到自然与事物发展相统一的境界。明明德和亲民的方向是止于至善。以止于至善为方向或目标，等于是永无止境的期许。至善是指人的心灵达到了最纯净的状态，能够感受天地之气并与其同频共振。在这一点上，佛、儒、道是统一的，只是儒家用"至善"来设定君子应该追求的心灵境界，道家用"无"来表达，而佛家则以"空"来形容。

在标定了精神的至高追求之后，人如何从目前的状态到达这一既定目标呢？儒家学派在实践的过程中总结出了八个阶段，被称为"八目"。八目依次是格物、致知、诚意、正心、修身、齐家、治国、平天下。格物是指要从对客观事物的极致理解中获取超越事物表象的根本探索，如同《道德经》第一章所说的"故常无欲，以观其妙，常有欲，以观其徼"。致知是格物的目的，指通过格物来获得智慧，是对"常无欲，以观其妙"之"妙"的获取。诚意、正心是指在获得智慧和认识事物运行规律之后，以此作为思考的标准，意念要与规律相合，符合万事万物运行的自然规律，如此才能让内心超越外界的困扰，不为物欲所困，正直且无邪思邪念，遇事能够临危不惧、处变不惊。这里笔者将格物、致知、诚意、正心称为上四目，它们主要指从外而内的过程，即从外在的事物中获取知识和智慧，是感悟的演进。修身、齐家、治国、平天下，笔者称其为下四目，主要指从内而外的过程，即由感悟的智慧通往改善自身、统整自身、修炼自身的道路。修身、齐家、治国、平天下除了可以被理解为"道之用"外，还能够从自我改变的境界层次去理解。修身处于个体和谐与统整的第一个层次，儒家讲的身并非指肉体，更多的是指自我的心灵和精神，如"穷则独善其身"是指自身在修炼不够的时候就应做到自我较低层次的统整。齐家和治国则可以看作自我和谐统整的第二个层次。那么，平天下可以看作自我和谐与统整的最高层次。平天下除了可以被理解为治理天下之外，还有与天下平之意，即与天下万物相平之意。这是一种与天地万物统整融合的境界，如道家所描绘的"混沌""婴之未孩"。这是一种至高的心灵状态，是天人合一的另外一种表达。

在中国传统文化中，不仅儒家有自我提升的方法，道家、佛家也都有类似的法门。道家修炼心性的方法有观心和内视，如同《道德经》第十六章中所载："致虚极，守静笃。万物并作，吾以观复。夫物芸芸，各复归其根。归根曰静，静曰复命。复命曰常，知常曰明。不知常，妄作凶。知常容，容乃公，公乃全，全乃天，天乃道，道乃久，没身不殆。"这告诉我们要注重内在的和谐与一致，超越万物并作的复杂表象追溯至其背后最根本的地方，老子称之为静，这个过程叫作复命。复命就是重新回到生命本真的状态，老子将其表述为虚极、静笃，是一种万物一体并未有所区分的生命状态，类似于能量，也就是萨提亚所说的生命力或宇宙能量。老子说，生命复归原始状态时，就会从光怪陆离、繁乱复杂的现象中脱离出来。与能量连接在一起才是生命可以超越诸多变化甚至生死的关键所在。我们回归生命能量时，就能够"守常"，就能看清事物背后的真相，能够感受到与天地、宇宙之间的互联和互融。萨提亚以一致性的最高层次来描述这样的体悟，引导人们将注意力从外界事物表象中抽离出来，专注于内在的发生。

所谓知常容，是指从世间物象中探求终极的智慧和规律，在最大程度上达成容纳和理解。从这个层面讲，这与儒家的"格物致知"具有同样的内涵。能够从规律上容纳和理解万事万物，就能够还万事万物以本来的面目，也会因此接近于天地运行的规律，即天道。老子所说的于个人内在如何达成与天地和谐一致的方法论在庄子的"心斋"中获得了更为生动的意象。《庄子·人间世》载，颜回向孔子请教游说专横独断的卫国国君的方法，孔子让他先做到"心斋"，并指出这不是祭祀之斋，而是精神上的斋戒。回曰："敢问心斋。"仲尼曰："若一志，无听之以耳而听之以心；无听之以心而听之以气。听止于耳，心止于符。气也者，虚而待物者也。唯道集虚。虚者，心斋也。"心斋就是指引人与自己的生命能量保持联结并使其精纯，从而达成与宇宙在灵性层面的和谐统整。

由此可见，中国传统文化和哲学不同的学派虽心法有异，步骤存别，但都致力于寻求心灵和谐与统整的最高境界，以自身的灵性将人引向与天地、宇宙的精神连接，并达成和谐一致的统整状态，如同老子在《道德经》第二十章中所描绘的状态："众人皆有余，而我独若遗。我愚人之心也哉！沌沌兮！俗人昭昭，我独昏昏；俗人察察，我独闷闷。"

二、萨提亚模式对统整的理解

一致性是萨提亚家庭治疗模式的核心概念和终极目标，如同禅宗感悟的境界追求，如同儒家"内圣外王"的自我修炼，如同道家"道法自然"的至高体悟。萨提亚家庭治疗模式从哲学的层面理解人所能达到的理想状态，并将其作为治疗的要义和唯一面向，也因此成为在整个治疗过程中一以贯之的精神指引。萨提亚诸多的治疗信念都是通过不同的视角及其于不同的情境下论述人的一致性来体现的，如同道在万事万物中的体现一般。可以说，一致性是萨提亚理解人、理解心灵、理解宇宙万物的终极所获。

根据不同历史时期的不同领悟，萨提亚提出了三个层面的一致性：20世纪50年代，一致性指的是自我认识以及情绪和自我表达的接受；20世纪60年代，一致性是指高自尊状态下的整体性和自我中心；20世纪80年代，一致性被理解为与精神性、普遍性相关。萨提亚后期越来越专注于建构第三个层次的概念，并进行深入探索。

下面用图示来说明这三个层次①：

---

① 维琴尼亚·萨提尔、约翰·贝曼、珍·歌柏等：《萨提尔的家庭治疗模式》，林沈明莹、陈登义、杨蓓译，张老师文化事业股份有限公司，2020年，第81、82页。

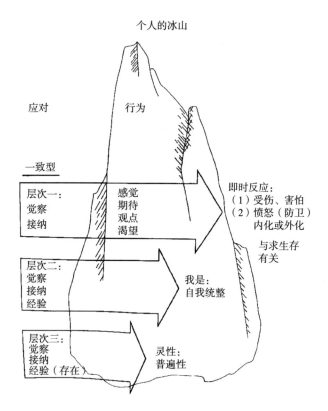

我们在经验第一个层次时，觉察到自己的感受，并且可以认知和接纳它们。它属于我们，我们愿意面对它，同时不带有否认或投射。我们也不即刻做出反应，而是和自己的感受诚实相处。我们知道它像一把双锋利刃，可以带来更多的痛苦或喜悦。如果我们选择的话，便可以自在地与他人分享。①

————————

① 维琴尼亚·萨提尔、约翰·贝曼、珍·歌柏等：《萨提尔的家庭治疗模式》，林沈明莹、陈登义、杨蓓译，张老师文化事业股份有限公司，2020年，第81页。

呈现出如何帮助当事人在第一个层次上更加一致，是萨提亚家庭治疗模式对治疗界的主要贡献之一。人类可以学习以一种统整的方式驾驭自己的感受，就如同去享受人性中的许多正向感受一般。

一致性的第二个层次更戏剧化地影响着我们的生活。它是一种统整且内在专一的状态，将焦点放在深层而内在的自我。处在这一层次的人显现出和谐而充满能量的高自我价值感，可以平和且自在地与自己、与他人相处，与情境联结。

第三个层次进入了灵性与人类普遍性。萨提亚晚年愈来愈认识到灵性对成为一个更加统整的人的重大意义。她在去世前出版的《家庭如何塑造人》（*The New people making*）中，以一章的篇幅阐述了灵性探索的重要性。此外，她还主张人们探索宇宙的生命力，正是宇宙的生命力创造、支持且提升了人类和其他自然万物的成长。[①]

萨提亚治疗模式一致性的哲学意义在于其开放性、流动性，从人与自己的联结、人与人的联结、人与宇宙万物的联结让人回归统整的境界，让心灵有所皈依。一致性三个层次的演变也可以视为萨提亚在理解人的基础上对自我发展三个层次的认识。

在对一致性三个层次的深入理解中，在中国传统文化对统整性的追求中，我们可以探析两者之间存在于心灵中的共时性。

---

① 维琴尼亚·萨提尔、约翰·贝曼、珍·歌柏等：《萨提尔的家庭治疗模式》，林沈明莹、陈登义、杨蓓译，张老师文化事业股份有限公司，2020年，第81页。

三、中国传统文化与萨提亚模式共同走向统整

一致性的第一个层次主要与感受在一起，将注意力集中在感受上，放松那些对于感受的规条，不对其进行批评和评判，觉察它们，接纳它们，同时在别人面前认知它们、处理它们。比如，当你觉得愤怒或受伤的时候，不要着急用类似"感受到受伤是懦弱的"的观点来指责自己，而是要告诉自己：感受到受伤是人的本能，并没有什么值得羞耻的。从而让感受成为自己的一部分，并与自己的行为协调一致。比如你可以说："我现在感觉很受伤，所以要一个人待一会儿！"

当愤怒与外界事件有关的时候，虽然我们无法改变外在已经发生的事实，但可以选择以什么样的态度来对待自己的感受。这就需要在当下核对自己所遵循的家庭规条，例如"我不应该愤怒""愤怒是粗鲁的"等。如果我们在第一个层面上能够做到一致，那么就可以承认自己的愤怒，并接纳它、运用它，而不是任由它来控制我们的行为，让自己被愤怒笼罩。

记得某次在贝曼老师的工作坊，他满眼慈悲地看着台下的一个人，问："你现在是谁？"被问的人有一些蒙，答："我是××，××工作单位的。"贝曼老师摇了摇头，说："不，不，我看见你是一团悲伤！你被悲伤笼罩，我看不清楚你其他的部分。"

我们经常会用一些外在事件来界定自己。例如，王先生最近总觉得办公室里的另外两个人背着自己嘀嘀咕咕，而且他们看见自己进来就马上停止交谈，于是他断定，他们不喜欢自己并很排

斥自己，他为此感到很受伤。这个观点和感受是基于王先生对同事行为所做出的解释和赋予的意义。稍后，王先生得知原来其中一人最近家里遇到难处，跟另外一个人借钱，觉得不好意思在办公室里公开说。然而此时，王先生已经用他们背后嘀咕的行为界定了自己是个不受欢迎的人，并为此受伤。

第一个层次的统整

阻碍我们在第一个层次上实现统整是源于对自我感受缺乏认知，让它在潜意识中自然发生，并影响自我的界定。因此，咨询师要在第一个层面帮助案主认知、接纳并分享感受。当感受被接受并成为自己的一部分时，我们就能将感受融入自身并为己所用。

上述案例中，我们首先要帮助王先生承认和接纳自己此刻所感受到的受伤。当感受不再分裂于自身之外，他就能看到更多新的资讯。笔者的经验是，如果在某个当下，我们无法找咨询师帮助自己接纳感受，那就使用自我觉察和接纳法。譬如，当被指责或误解，感受到自己正在被情绪控制，那么就去喊自己的名字并与自己核对这些情况："××，你现在就是很生气，你觉得很委屈……"以这种方式让感受获得命名和回归，自己就不会被感受控制和割裂。

《中庸》阐述了儒家的核心思想——中和。所谓中，即喜怒哀乐之未发。笔者将"中"理解为容纳，是一种不带评判的容纳。容纳让我们那些被家庭的规条束缚的情绪有应属之地，而不再被打压和扭曲，这样一来我们才有机会接近它们、看清它们、接纳它们。中国传统文化是中的文化，以博大胸怀容纳的文化，中国人的心灵也具有这种特性。真正的王者，并非说要成为现实的王，而是成为自己的王，允许自己所有情绪的发生，并将喜怒哀乐均视为平等的情绪，并不因喜而喜之，也不因哀而厌之，这才是王道、天道。天地之道就是不因王之尊而厚之，亦不因蝼蚁之轻而贱之。"天地不仁，以万物为刍狗，圣人不仁，以百姓为刍狗"之"仁"乃万物能够生生不息的原因。由此可见，《中庸》所阐述的哲学思想与萨提亚一致性背后的哲学思想是一致的。

萨提亚一致性的第一个层次主要是表达对感受的认可、理解和接纳。感受本来就是人不可分割的一部分，只是我们因其造成的消极影响或者我们遵循的规条而将其割裂，而这种割裂也使得我们身心受苦。在第一个层次上达成一致，仅仅做到容纳和接纳是不够的，还要让感受能够自由表达，并有机地成为我们内在和外在的一部分。

第二个层次的统整

萨提亚一致性的第二个层次相较第一个层次更加深入。如果第一个层次所达成的是将因情绪而导致的自我割裂进行整合，让情绪有家可回，有所归依，从而实现情绪以应有之名回归应属之地，使其整体能量得以加强，那么第二个层次则会让我们以现在的力量去统整那些在时空深处的自我割裂。

第二个层次的统整着重体现在，在自我价值的浸润中理解、接纳、欢迎尘封于时空之中，因未满足的期待和具有局限性的观点而造成的自我割裂。这些部分看起来似乎已成过往，但却凝结成某些固有的模式，隐藏在每一个故事之后，成为某种类似命运一般的运行机制，影响我们的情绪、行为等。

要达成第二个层次上的统整，人们需要对自己深层次的观点有所觉察，而不是像以前做的那样，自动化地以这样的观点认识世界或理解他人，并透过这样的观点赋予世界和关系以意义。第二个层次上的统整将观点、解释和自我带往和谐，并以统整灵活的方式进行自我生命的展现。

当然，相同的改变历程也要顾及期待，因为我们会用那些未满足的期待来界定自己。例如，当我们总是期待被接纳，但同时感到没有价值、被拒绝、被轻视时，就需要在观点和期待上工作，通过改变自我的观点并放开那些投射在他人身上未满足的期待来收回能量，获得身心的解放，从而在第二层次上获得统整。正如萨提亚所说，和自我期待和谐相处，可以帮助我们建立信心、力量和自尊。

第二层次的和谐与统整属于时空的统整。未满足的期待和僵化的观点是在过去的时空中形成的，当我们总是能够在当前的情境中或者当下的发展中隐隐约约地感受到它们所组成的固化模式的踪影时，就会发现它们仿佛一直停留在某个时空，对当下进行着割裂的循环。

如果说《中庸》所说的"中"之"喜怒哀乐之未发"与萨提亚所说的第一个层次的统整有着异曲同工之妙，那么，第二层次上的一致和统整则与"和"之"发而皆中节"①隐隐之中异曲同工。怎么样才能做到"发而皆中节"呢？首先要理解"节"的含义。"节"，《说文解字》曰："竹约也。从竹，即声。"竹之缠束制约骨眼是节之范式。有人说节是节制，如此理解此处之"节"，似乎有点欠妥。如竹节之"节"，本身是自然生化的，正是有了节，竹才能成为竹，所以节是竹的自然属性和特征，也可被视为竹的自然规律。因此，"发而皆中节"并不是要求人们有节制地抒发自己的情感，而是描述了情感抒发的自然过程。"喜怒哀乐之未发"与"发而皆中节"描述了自然之道的两个阶段。"喜怒哀乐之未发"是说自然之道应该是平等的涵容与接纳，不是强调喜怒哀乐没有表达，而是强调喜怒哀乐的自然孕育和涵容；"发而皆中节"并不是强调要有节制地表达自己的情绪，而是告诉我们只要做到了自然而然的孕育、接纳和涵容，那么这些情绪孕育成熟之后，遵循自然之道生发就会"皆中节"。此处之"节"也具有当下之意，因为自然之道本身就是遵循当下的时空性，因此要做到"皆中节"，就是要求我们活在当下，让我们的喜怒哀乐自然生发，而不是被过去未满足的期待和僵化观点控制。这就如同一颗种子如果还被封印在过去时空的琥珀里，那无论如何它也感知不到当下的节气，生命能量和喜怒哀乐的生发也就不可能顺应当下的节气。因此，《中庸》才在这两

---

① 《礼记·中庸》载："喜怒哀乐之未发，谓之中；发而皆中节，谓之和。致中和，天地位焉，万物育焉。"

个阶段之后总结道："中也者，天下之大本也；和也者，天下之达道也。致中和，天地位焉，万物育焉。""中"乃"天下之大本"，容纳、接纳、平等是自然之大本，是万物能够自然存在的基础保障；"和"乃"天下之达道"，顺应天时、地利、人和便可以让生命能量以最自然的方式达成内外统整。这也是萨提亚家庭治疗模式所追求的，将生命能量从未满足的期待和过去僵化的观点中解放出来，在当下的自我、他人、情境中达成和谐与完整。由此可见，东西方对一致和统整的理解于内在自然地联结着。

第三个层次的统整

萨提亚认为这一层是与普遍存在的生命力保持和谐一致的。"存在于宇宙当中的我们，已经触及了一种能量，它来自地球中心，带给我们一种根基感；它来自天堂，带给我们对自身的直觉。它们在任何时刻都会静候在那里，等待我们去加以利用。"萨提亚的表述明显带着西方的哲学和宗教色彩，中国传统文化对这一层次的描述从"象"的角度展开，更加贴近东方人的心灵。诚如老子在《道德经》第二十一章中所描绘的："惟恍惟惚。惚兮恍兮，其中有象；恍兮惚兮，其中有物。窈兮冥兮，其中有精；其精甚真，其中有信。自今及古，其名不去，以阅众甫。"中国传统文化是一种区别于西方科学化的认知方式，而只能用心感受，感受那恍恍惚惚却又格外真切、朦朦胧胧却又始终唯一的宇宙能量。在这样的宇宙能量中，我们会消解所有的区别，不再区分物体的种类、人与人之间的差别，这是自我让位于自性的结果。庄子以物化的方式来阐述这一境界，如《庄子·齐物论》中庄子化蝶的美妙意境：

> 昔者庄周梦为胡蝶，栩栩然胡蝶也，自喻适志与，不知周也。俄然觉，则蘧蘧然周也。不知周之梦为胡蝶与，胡蝶之梦为周与？周与胡蝶，则必有分矣。此之谓物化。

庄子梦见自己变成蝴蝶，忘了自己原来是人，飞来飞去，不亦乐乎。醒后他才发觉自己是庄子而非蝴蝶。那么到底是庄子梦中变为蝴蝶，还是蝴蝶梦中变成庄子，实在不好分辨。

著名的分析心理学家荣格年幼时也有过与庄子类似的经历。

"我坐在下面的石头上。"石头也可以说"我"，并且说："我躺在这斜坡上，他坐在我上面。"于是就产生了这样一个问题："我是坐在石头上的那个人呢？还是被那个人坐着的石头？"这样的想法总是困惑着"我"。于是"我"站起来，想分清楚到底谁是谁。

由此可见，第三个层次的和谐与统整是一种忘我的状态，并不是失去我，而是忘却小我的具体形貌和局限，以生命能量之名回归宇宙，达成最高层面的统整。此时，自我的界限消失了，人的内心与宇宙最普遍的能量产生了联结。庄子以"心斋"形象地描绘这样的境界："虚而待物者也。唯道集虚。虚者，心斋也。"《说文解字》曰："虚，大丘也，昆仑丘谓之昆仑虚。"大则空旷，故引申为空虚。《尔雅》曰："虚，空也。"虚，代表虚空，无穷无尽。因此"虚"在庄子这里指一种意境，是一种与万物化为整体的统整的意象，代表了万物在最高的层面达成了和谐与统整。这种意象无法用具象的事物来表述，因此借虚以表达，如同《道德经》第二十五章载："有物混成，先天地生。寂兮寥兮，独立而不改，周行而不殆，可以为天地母。吾不知其名，字之曰道，强为之名曰大。"

萨提亚认为，在一致性的第三个层次，人类迈向了与灵性本质即宇宙生命力的和谐一致。在后来的冥想中，萨提亚认为，生存在宇宙中，人类已经从地心获得了脚踏实地的能量，从星空中获得了直观的能量，同时人类已经成为这些能量的一部分。人类的任务是去认识能量，并且接近能量，于是可以创造出第三种能量，它允许人超越限制，与外界已经准备好的人接触。

萨提亚似乎在用西方人不擅长的方式来表述自我与宇宙的一体性和统整性，她借助西方科学中最具有意象性的词汇——能量来表达自己内在的感受。萨提亚认为，这种能量允许人突破限制，限制可能来自规条、未满足的期待等。但是当我们在第三层面与天地能量进行联结的时候，就已经超越这些限制，以心灵和精神的部分达成了与天地的统整。

萨提亚还认为，当一个人能接触到另一个人的精神能量，而对方也与自己的精神能量相遇时，意识状态将会产生改变。每个人的内在都拥有一个世界，同时，每一个人都有特殊功能。人们并不只是彼此依存，也是借由存在于彼此之间的空间相互联结，人类是宇宙整体的一部分，也是整体本身。人能够在不放弃其他觉察的情况下，愈来愈深刻地体认宇宙最深层的本源。生命在诉说自己的本质。

一致性的第三个层次反映了萨提亚哲学观的全貌，亦即对人类内在生命力的承认。当我们与宇宙本质联结时，就有能力达到一个新的宇宙意识和世界和平，此即萨提亚所献身的境界。

萨提亚深入阐述了整体的体验：我们彼此并不是仅仅相互依存，而是借由存在于彼此之间的空间相互联结。这如同老子所说的"混沌"。《道德经》第二十章载："众人熙熙，如享太牢，如春登台。我独泊兮，其未兆，如婴儿之未孩；傫傫兮，若无所归！众人皆有余，而我独若遗。我愚人之心也哉！沌沌兮！俗人昭昭，我独昏昏；俗人察察，我独闷闷。忽兮若海，漂兮若无所止。众人皆有以，而我独顽似鄙。我独异于人，而贵食母。"老子以独特的方式表述了自我生命与宇宙能量的统整性。在与众人的对比中，老子陷入"昭昭"的对立面"昏昏"，陷入"察察"的反面"闷闷"，从而经验了"澹兮，其若海；飂兮，若无止"。这是一种至高的统整体验。这种统整性是心灵体悟到天地之精神本质的浑然一体，因而老子说"众人皆有以，而我独顽且鄙"。老子如何能够做到这一点呢？他"贵食母"，体悟了道，体悟了最高境界的统整性。老子说："我愚人之心也哉！沌沌兮！"所谓愚者，既是神话传说，也是人内在的心灵体验。

汉字"愚"的原型意象不仅可以帮助我们理解西方语境中的"trickster"，而且足以启发我们反思愚者所包含的原型心理学意义与"核心智慧"（Wisdom from the heart）。中文的"愚"

与"愚者"，妙在心上之禺的生动意象。愚者滑稽，游心骇耳，寓意无限……荣格从墨丘利的神话中受到启发，用这一内涵来描述或阐释心理分析中的愚者，并将愚者作为集体无意识的原型之一。也就是说，荣格在临床实践中发现的愚者现象，是一种集体的阴影形状，游离于意识和无意识之间。中国文化中最著名的"愚"者就是愚公，愚公移山的故事出自《列子·汤问》。愚公以与智叟截然相反的态度，最终获得了天地之能量——天神的眷顾，完成了看似不可能完成的任务。这是以东方的方式讲述天人合一的心灵能量。

就文化无意识以及文化原型而言，汉字"愚"以及中国的愚者，更有老子所赋予的道家深意。老子之"愚"，融道之理，愚朴自然，混沌如初，微妙玄通，无为而为。《道德经》第六十五章载："古之善为道者，非以明民，将以愚之。"王弼注曰："'愚'谓无知守真，顺其自然也。"于是，我们可以感受老子所说的"愚人之心"。

荣格说，老子是具有与众不同的洞察力的代表性人物，他看到并体验了价值与无价值性，而且在生命行将结束之际希望复归其本来的存在，复归到永恒的、不可知的意义里去。若是，便为返璞归真之时；若是，便为大智若愚之境；若是，便为浑然愚者之心。[①]

由此可见，东方与西方的智慧在体悟宇宙统整性的层面上达

---

① 申荷永：《荣格与中国文化》，首都师范大学出版社，2018年，第33页。

成了高度一致，从而证明了心灵的真实性。萨提亚家庭治疗模式描绘了不同层面统整性的美好景象，引导人们在内在获得整个宇宙，并以自己独特的方式感知统整、体验统整、获得统整，以心灵之名在返璞归真之时重获永恒的意义。

第八章 以统整之名重回家庭

一、中国传统文化对家的理解

在中国传统文化观念中，家是一个人的出处和归宿，是人的根系所在，它的地位和意义超越个体。在人类历史发展进程中，家庭中存在着由生育形成的血亲关系、两性结合形成的婚姻关系以及供养关系，三种关系组成了家庭的核心结构。在中国人的生命观中，任何一个人都不是独立存在的，而是作为群体中的一个从而获得了人的意义。

每个生命都与其他生命相关联。在中国传统文化中，家以三种关系将人与人联系在一起，让人的心灵获得归宿，也获得去往外界的出口。没有哪个民族对家的重视能与中华民族比肩，每一个中国人都可以顺着族谱、祠堂等家的形式找到自身血缘的精神来源，并在这种追溯中逐渐完成心灵的寻根，达成灵魂与祖先的统一和完整。中国传统文化对内在是以心达成万物一体、天人合一的极致追求，对外在是以家实现广泛的联系和统整。儒家将"三纲八目"作为内外合一的纲领，从格物、致知、诚意、正心逐渐达成修身、齐家、治国、平天下的一致和完整。在儒家"内圣外王"的理念中，齐家作为其中非常重要的环节，发挥着承前启后的纽带作用。

《易经》非常重视个人与家之间的关系，它将宇宙看作一个大的家，万事万物的运行规律都在其中得以显现。《易经·易传·系辞》曰："天尊地卑，乾坤定矣！"这是《周易》的根本观念。当然这里的"尊""卑"并非指地位的高低，而是指天地的自然属性。天地如果按照自然属性运行，那么世界就会呈现出和谐与繁荣，如乾卦象曰：天行健，君子以自强不息；坤卦象曰：地势坤，君子以厚德载物。天之道的运行应该是刚强劲健，自我力求进步，刚毅坚卓，发奋图强，不可懒惰成性；而大地则应吸收阳光，滋润万物，增厚美德，以身作则。乾、坤二卦以万物父、母的意象奠定宇宙最基本的规律，为万物构建了家的原初形态。至此，所有事物都有了家的精神来源，如同有了父母之生养，也以此建立了完整的中国文化体系。如果说中国传统文化最大的特点是统整性，那么这种统整性则在中国人对家的情感中体现得淋漓尽致。对外，家是中国人进入社会的单位；对内，家是中国人心灵统整的精神源泉。因此，中国传统文化、中国伦理道德都以家的形式对个体提出要求，以确保社会能以和谐的方式发展，个人以合乎天地之道的方式不断实现自我。

家在中国传统文化中是外在最具有凝聚力的单元，是内在人格品质最具感召力的容器。于是，家的意义在这个层面上与萨提亚家庭治疗模式有着微妙的相通之处。

二、萨提亚家庭治疗赋予家的意义

家在萨提亚治疗模式中具有非凡的意义。家庭作为萨提亚治疗模式的背景和情境被引入治疗，将人纳入家庭进行治疗，使人回归统整，更富有人性。在精神分析盛行的时代，萨提亚第一次将目光从人的病理和症状部分转移到人的统整上，从而拉开了家庭治疗的帷幕。

1951年，萨提亚在社区工作时，一个被诊断为精神分裂症的少女被送来进行心理治疗。萨提亚对她进行了六个月的治疗后，病人的心理状况渐渐好转。

照理说，这位少女的家人应该高兴才对。可是不久之后，萨提亚却接到女孩母亲的电话，她指责萨提亚挑拨她们母女的情感。萨提亚以敏锐的洞察力觉察到，这位母亲不满且带有恳求意味的言语背后似乎隐藏着什么。于是，她要求这位母亲与女儿一起来做咨询会谈。当母亲和女儿一起来咨询时，萨提亚发现，自己之前与女孩建立的良好治疗同盟关系竟然消失了，女孩又回到六个月前的问题状态。

这里面究竟发生了什么事情？是母亲对女孩施加了什么影响？还是自己与女孩的治疗关系发生了问题？这些想法开始盘旋在萨提亚心头。

萨提亚带着疑问继续为这对母女进行心理治疗。母亲、女孩、萨提亚之间慢慢建立起一种新的良好的关系，女孩的症状又开始改善了。这时，萨提亚邀请女孩的父亲一起参与治疗过程。

结果，当女孩的父亲成为面谈中的一员时，本来建立起来的良好治疗关系再次消失殆尽，女孩又回到原来的问题状态。

这是什么缘故？这个家庭的成员之间有什么互相影响、互相制约的力量呢？萨提亚意识到自己可能已经接近某个关键的问题了，这个问题就成为后来她创立萨提亚治疗模式的契机。

萨提亚询问家庭是否还有其他成员，当最后那位被称为"天之骄子"的儿子参与治疗过程并在家庭里展现出举足轻重的地位时，她清晰地看到了女孩在家里被架空以及求生存的痛苦挣扎。

这些经历以及其他经验让萨提亚认识到，治疗并不限于被认定的病人，也需要整个家庭系统的介入，可以借改善家庭成员彼此间的关系，同时带动整个家庭的改变。当然，这个过程会自然而然地改变家庭中的每一个成员。

家庭的氛围、父母的行为方式、家庭的规矩等，对我们的信念、价值观和行为模式都会产生长久而深远的影响。当我们带着原生家庭的问题开始自己的成长历程时，会遇到诸多问题。比如，很多看似夫妻之间的问题，实质却是原生家庭带来的心理创伤在亲密关系中的往复循环而已。以前没有从父母那里得到的满足，现在要从爱人身上加倍得到，夫妻关系因此不堪重负。所以，心灵成长的第一步就是回溯过去，处理未完成的期待。

家庭关系回溯的过程，实际上让人重新回归家庭，了解自己的成长，将自己的现在与过去的家庭状况进行联结，从而以统整的方式来了解和认识自己，并在回归家庭的过程中将过往与当下在时空中予以统整，并达成自我的重新塑造，实现自我的第三度出生。

家庭重塑（Family Reconstruction）是萨提亚提出的一种介入手法，用以重新整合人进入原生家庭的历史和心理上的模型。作为萨提亚模式主要的改变媒介之一，它给我们提供了一个方法，用新的眼光看待自己及父母，以新的观点看待现在和未来，同时带给我们更多的可能性、自由和责任。

三、统整的意义

家庭发生的故事已经随时间远去，但故事带给我们的影响却从未离开。过往的事件通过当时的解释、意义的赋予、情感的升腾逐渐内化为我们对自己的界定、与亲人的联结、对家庭的定义以及与外在世界的相处方式。在此基础上，我们发展出应对的模式，并将其交互成为认识自己的途径。我们对父母和家庭还留存着各种各样的期待，并将其带入之后与他人的关系中。父母与家庭以某种独特的感觉始终萦绕在我们心头，每每在某些特定的情境中让我们情绪激荡。

萨提亚家庭治疗模式通过三个途径来实现家庭重塑。

一是涉及释放久未发泄的感受。幼年时，识别和表达内在的感受对我们来说是困难的事情。为了求生存，我们选择将很多不被家庭和父母接纳的感受压抑下来，存储在右脑之中。例如，哭泣的小布丁被父母斥责，为了平息父母的怒火，那些委屈和愤怒会被求生存的恐惧强压下去。这部分被压抑的感受成为我们割裂当下时空的夹层，当某些特定情境将其触发时，就会造成当下时空的分离，理性和力量的光辉将被淹没。因此，家庭重塑中，首先要涉及的就是释放未发泄的情绪，让那些在时光中压抑许久的感受能够被觉察和释放。当情绪的洪流退却，观点和未满足的期待才会渐渐显露出来，给理性之光照耀它的可能。

二是克服过去形成的功能不良的模式、僵化的观点、未满足的期待对现在造成的影响。当蓄积已久的情绪获得释放，深埋其下的沾染着过往时光尘埃的那些僵化的观点、未满足的期待便有可能打开进入意识层面的通道。幼年时，我们以当时所拥有的知识和资讯对发生的事件进行解释，形成自己的观点，并以这些观点进行自我界定。例如，因哭泣被父母斥责的小布丁，形成了自己是不好的、惹人嫌的、不可爱的等观点。这些观点会成为小布丁认知自我并在其他情境中判断自我与他人关系的内在遵循，小布丁可能在学校也不敢与老师亲近，因为他觉得老师也会像父母那般嫌弃自己。未满足的期待导致我们将幼年渴望满足的单一期待带入现在的关系，造成生命能量流动通道的单一和堵塞，这是家庭重塑中需要重点关注的部分。

三是关于灵性的部分。萨提亚对灵性部分的描述最接近中国传统文化中天人合一的意境。她曾用动人心魄的语言描述了这样的体验：我们每个人都是作为宇宙这棵神圣大树的一个蓓蕾而出现的。这棵树通过根将所有人联系起来。我们能够学会如何成为一个睿智的领导者，去爱、去照顾、去滋养我们的珍贵生命。记住你是这个宇宙中的一个生灵，你从不同的地方接受能量——从地球中心接受的能量让你的能力有根基、有意义，来自天空的能量带给你直觉、想象和灵感，还有来自其他人的能量，这些人准备和你在一起或者已经和你在一起了。

第三种途径是让我们回归人类的普遍性，以宇宙能量的显化与宇宙的能量联结。当我们浸润在人类灵性中，完整的原型将被激活，同时在生命力的涌动中迈向统整、一致与和谐。这也让我们充分感受到中国传统文化的氛围。中国传统文化致力于人的统整及其与天地万物的和谐。将东方智慧引入西方的著名学者卫礼贤与贝恩斯所译的英文版《易经》（1967）的封底有这样的文字："《易经》或者《变化之书》，象征着人类心性置身于宇宙的最初努力之一。""其核心主题，为初始元气立象，演绎万物的持续变化与转化。"《易经》无疑是人类对天地宇宙所立之心的感应与阐述。《汉书·艺文志》载："六艺之文，《乐》以和神，仁之表也；《诗》以正言，义之用也；《礼》以明体，明者著见，故无训也；《书》以广听，知之术也；《春秋》以断事，信之符也。五者盖五常之道，相须而备而，《易》为之原。故曰'《易》不可见，则乾坤或几乎息矣'，言与天地为终始也。"《易经》引领中国传统文化在人文精神层面与宇宙万物建立联结，让人在心灵层面达成统整。

李约瑟在《中国科学文明史》中引用了《世说新语》的一个故事。殷荆州问惠远："《易》以何为体？"慧远答："《易》以感为体。"汉字"感"的意象包含感于心的象征意义。《说文解字》曰："感，动人心也。从心，咸声。"感的本义源自

《易经》咸卦（第三十一卦），西方学者卫礼贤将其翻译为感化（Influence）与求爱（Wooing），鲁道夫·瑞策玛（Rudolf Ritsema）将其翻译为联姻（Conjoining）。咸卦的意象与卦辞呈现出一种特殊的气氛："天地感而万物化生，圣人感人心而天下和平。观其所感，而天地万物之情可见矣。"[①]

在中国传统文化中，"感"经常和"应"一起使用。"应"也有心的意象，本义是从心而应，与《易经》中孚卦（第六十一卦）有关。卫礼贤将"中孚"翻译为内在的真理，颇具神韵，与中国传统文化中天人感应的意境相通，亦与萨提亚所说的灵性相应。中孚（内在真理、灵性）具有转化万物的力量，在这样的氛围中，当人接触灵性之光，所有僵化的自我设定、求生存的行为模式、苦苦证明自我价值的未满足期待都将获得转化的内在力量，让人在更加深远的层面迈向统整。

这正是萨提亚致力追求的目标。萨提亚晚年的时候，对于以生命达成与宇宙的统整有了诸多体验和感悟，因此，她在《新家庭如何塑造人》中用整整一章论述灵性的重要性。

四、在家庭重塑中获得统整

家庭重塑的目的是达成自我的统整，体现为两个层次：第一个层次是自我内在的统整和谐，如同阳明心学中人心的修行；第

---

① 申荷永：《荣格与中国文化》，首都师范大学出版社，2018年，第153页。

二个层次将涉及通过三个途径达成内外的统整，如同阳明心学中人心与道心的相合。

北宋大儒程颢、程颐把心分为道心与人心，又讲"人心即人欲，道心即天理"。在"二程"看来，道心是纯善的道德之心，人心夹杂着人的私欲之心，这样一来心就被一分为二了。在"二程"的哲学体系里，人心并不属于本体。他们认为，人心会受到各种不良影响，道心才是纯善的道德之心。心被如此区分，便失去了统整的可能性，人也从道的概念中被割裂了，似乎只能无限靠近而无法实现融合。

阳明心学认为心无二心，主张"人心之得其正者即道心，道心之失其正者即人心，初非有二心也"。因此，在王阳明看来，人欲不属于本心，而是本心被蒙蔽偏离的结果。人心和道心都是一个心，只是一个失去了中正，一个能够保持中正。然而，王阳明并不认为"天理是人欲"，人欲始终具有局限性，与天理对立，如同萨提亚家庭治疗模式关注的那些对未满足期待的执着、对僵化观点的不完整认知、不良的应对模式等，都是人欲的某种形式的外在表现，它使天然的道心无法体现在事上。因此，领悟到人心、道心本是一心时，就将人纳入了最大的完整，还给统整以圆满的权利，因此才有了"直求本性"，让心保持中正澄明，自然就是天理了，人欲也自然去掉了。这与萨提亚所论述的一致性的三个层次何其相似，而萨提亚家庭治疗模式的终极目标——提升自我价值，为自己做出抉择，更加负责，更具有一致性，则是对"直求本性"过程的另外一种表述而已。

在第一个层次中，家庭重塑的希望是整合左右脑的知识和智慧。认知会让我们知晓事情发生时的情境，即使是幼年，左脑存储的信息有限，右脑依旧会存储超乎认知的资讯。萨提亚认为，转换的境界或恍惚状态是旧时的情感与意识交融的结果，深层次的自我翻涌而出。此时已经进入超越认知的部分，是运用直觉轻敲自我智慧并提供改变过程的必经阶段。即使意识上不记得若干童年的细节，另一个层次上的觉察也会提供必要的资料。

家庭重塑颇具魅力的一点就是能够达成自我的深度整合，将记忆中尘封的讯息甚至记忆外的讯息通过情境重现予以唤醒，让人在左右脑联通的氛围中获得深层次的觉察和改变。这源于萨提亚不仅关注理性层面的资讯，也关注情感资讯和身体所记录的更深层次的资讯。从某个层面上来说，笔者更倾向于通过萨提亚家庭治疗模式看到她对人完整影像的呈现。

萨提亚坚信，人知道一切有关自己的事情，即使意识层面存储的资讯有限，也会用其他方式去保留剩余的部分，这对于自我深层影像的形成具有十分重要的作用。因此，萨提亚鼓励人对那些有关自己的"事实"进行臆测，当事人可能会说：我记不得了，那时候我太小了，如果让我猜测，我觉得应该是……基本上这些臆测在随后都会被其他家庭成员证明属实。而且，比起客观事实，萨提亚家庭治疗模式更关注来访者所建构的主观事实，家庭重塑所聚焦改变的也是这个部分。

家庭重塑就是要将那些有关自我主观建构的资讯从不同的地方带进意识层面，在当下的时空中进行扩充，以当下的力量进行统合，从而实现自我在家庭中的统整。

五、家庭重塑的工具

萨提亚家庭治疗模式试图通过一些工具和技术让来访者将与自我有关的资讯带到当下，进行扩充和意义赋予，最常用的方法是家庭图、家庭生活年表和影响轮。

家庭图

家庭图是家庭重塑中主角和家庭建立联系的第一步。一般通用的家庭图由三个人组成，也就是三口之家的家庭模式，呈现方式如下：

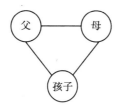

这是最基础的家庭单元。萨提亚家庭治疗模式为了更完整地阐述个人与家庭的关系，将家庭图延伸至主角的祖父母及外祖父母。

三代家庭图的呈现有助于以图画的方式轻敲右脑，以影像的方式而非概念的方式呈现家庭的轮廓，使主角穿越时空的寻根之旅更为容易，借此帮助主角看到自己的内在、外在现实。

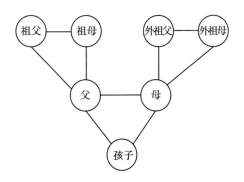

为了使家庭图更具有象征性，家庭成员与主角之间的互动更为生动，主角的右脑参与更为活跃，需要不断地增添一些资讯从而使家庭成员丰满起来。这个工作一般会通过四个阶段来完成，按照从浅入深的顺序展开。

第一阶段，询问主角父母的详情：

结婚日期；

父母的姓名；

出生日期及地点；

父母现在的年龄或去世的年龄；

宗教信仰；

职业；

种族背景；

教育；

嗜好；

……

该阶段需要注意的是，如果是非血缘家庭、单亲家庭、继父母家庭等其他种类家庭，要秉持以主角为中心的原则做适当调整。

第二阶段，需要为父母加上下列资讯：

三个描述个性的形容词；

父母面对压力时的应对方式；

父母面对压力时的第二种应对方式；

……

第二阶段需要注意的是，主角所塑造的现实是家庭重塑运作的主轴，并不要求客观上的准确。因此，如果重塑的过程中资讯不够，要鼓励主角去"捏造"，要明白这种捏造是基于认知之外的讯息。

第三阶段，子女资料的填充阶段：

按照出生顺序，列出所有子女的姓名；

按照第一阶段工作，填入每个子女的资料；

按照第二阶段工作，填入每个子女的资料；

……

家庭情况在第三阶段将呈现出较为生动的外貌，可以从家庭图中看出家庭成员之间内隐的互动、应对姿态的代际遗传等。

第四个阶段，为了让主角的家庭关系呈现得更为完整，按照第三阶段的方式将主角父母分别纳入各自的家庭图。除了第三阶段的资料外，主角须指出：

父母、祖父母及外祖父母的家庭规条；

任何的家庭模式（例如职业、病痛、应对姿态、死亡原因等）；

家庭价值观和信念（例如教育的重要性、金钱的价值等）；

家庭的传说和秘密；

家庭的主题；

……

出生：1956年
公务员
中共党员
山东济南
姿态：指责
形容词：固执、理智、挑剔

建国
六十六岁

1982年结婚

彩霞
六十二岁

出生：1960年
教师
中共党员
河南郑州
姿态：讨好
形容词：勤劳、善良、随和

佳明
三十九岁

出生：1983年
工程师
姿态：超理智
形容词：勤劳、固执、挑剔

爱玲
三十六岁

出生：1986年
文秘
姿态：讨好
形容词：善良、退缩、顾家

做家庭重塑的时候，一般会将主角的家庭图用较大的纸画下来，贴在壁板上，以便让主角更好地感受家庭与自我的整体感。

家庭图的绘制为下一步制作家庭生活年表提供了基础。

家庭生活年表

家庭生活年表作为家庭重塑的第二个重要步骤，将个体带入流动的时空，在自我界定和认知背后拉开更为全面和更为立体的情境，让自己不再停留在静态的认知之中，而是从单向的线性联系中解放出来，将连续时空中更多的资讯以更统整的方式纳入自我，进行自我边界的拓展和扩充。

家庭生活年表包括三代，始于主角最年长（外）祖父母的生年，而终于主角的成年。例如：小布丁年龄最长的祖辈是爷爷，生于1926年，而小布丁的成年是1999年，这个年份之间的时长就是家庭生活表的轴长。

家庭生活年表

1926年 祖父出生

1927年 祖母出生

1925年 外祖父出生

1928年 外祖母出生

1932年 祖父丧母

1941年 祖父初中毕业

1943年 祖父家搬到外省

1945年 祖父高中毕业

  列出下一代出生、重大生活及历史事件等

1973年 父亲大学毕业

1975年 母亲大学毕业

1976年 外祖父生大病住院

1978年 父母结婚

1981年 小布丁出生

  更多的迁徙、出生、死亡、退休等

1999年 小布丁成年（年满十八岁）

按年代次序将如下资料整合于图表中：

每位家庭成员的生日；

家庭重要事件发生的日期（如搬家、结婚、离婚、死亡、重聚、悲剧）和主要成就的日期（如升学、就业、升迁）；

重要历史事件的日期（如战争、自然灾害、经济大变动）；

……

影响轮

幼年时，我们在与家人的互动过程中获得自我界定和对世界的看法，母亲无微不至的关怀和温暖带给我们被爱和被无条件支持的感受，而父亲的酗酒和愤怒则可能带给我们羞耻感和空虚感。在家庭重塑中，童年及青少年时期给予我们情绪和生理支持的每一个人与自己的关系可以用影响轮来呈现。被主角列入影响轮的名字越多，此人为其发展所注入的影响和资源也越多。一般来说，影响轮包括三代家庭成员、主角亲密的伙伴和朋友、老师、想象出来的玩伴、宠物和珍爱的玩具等。

在绘制影响轮的过程中，我们将主角的名字写在中心，四周围绕着带给他影响和资源的其他人，以不同的线段与主角相连，线段的样式代表了与主角关系的密切程度、对主角的影响大小，例如粗直线代表了与主角关系亲密，虚直线代表了与主角关系疏离，等等。

为了使他人与主角的互动能够更为生动地呈现，需要在周围人旁边加上三个描述其个性的形容词，然后以正负号来表示其对主角施加影响的性质。

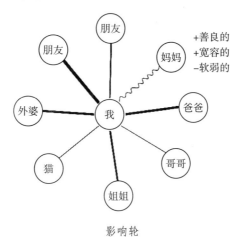

影响轮

六、家庭重塑的过程

完成家庭图、家庭生活年表及影响轮之后，就可以开始家庭重塑的过程。在家庭重塑的开始阶段，引导者一般会将以上三张表张贴在墙上作为参考，以便在重塑过程中创造情境。

传统的家庭重塑是在团体中进行的，通常需要一至三天（实际时长为六至二十小时）。在对当天活动的时间架构做了简介之后，引导者开始讲述主角的生命故事，主角通常会以比较放松的状态坐着聆听，故事能够将主角带入情境以轻敲其右脑回路，帮助主角带着体验跟随引导者踏上家庭重塑之路。

这样做的目的是提供即将举行的家庭重塑的情境。

提供主角生命概括的回顾，并在目前的问题、家庭模式、过去的事件和影响其成长的人物之间，做一些重要的联结，使其将自己纳入家庭，提供主角在家庭背景中成长的完整影像，从而替代以单一的方式来归结自己的问题和痛苦。

如此，便可呈现出这个家庭是如何应对压力、愤怒、冲突和痛苦的。

透过主角带来的问题和痛苦经验重新架构在主角家庭中人与人处理压力的方式，凸显家庭资源。

提出一些有用的可能性。例如，注意到某个名字在家庭生活年表中反复出现，这对整个家庭来说可能具有重要意义。

其他成员在家庭重塑的过程中接受家庭的资讯，为进入家庭重塑的角色扮演做准备。

在家庭的背景下，以"个人的冰山"的角度来讲故事，并指出主角的渴望、期待、观点和感受，让他看到自己的生命在家庭中是如何呈现的。

指出整个家庭的价值观、规条、信念，以及整个家庭如何界定自己及其他家庭成员。

与主角确认需要改变的模式和仍需转化的过去的负面影响。

揭露出最重要的家庭成员尤其是主角的希望和愿望，并检视其是否已经实现。

示范生命的神圣性，并庆祝新的可能性、选择和成长的机会。

当生命故事讲完，在右脑的参与下，主角将会获得对家庭与以往不同的更多资讯，但资讯可能会以某种"混乱"的形式存在。因此需要在下一步重塑的过程中将其整合和夯实，以促进主角的深层次改变。

引导者要求主角挑选团体中的其他成员来扮演自己家庭中的亲人或者在童年时期对其产生较大影响的人。通常，演员包括主角、主角的替身、引导者和扮演主角童年时期的家人。替身非常重要，有利于帮助主角讲出内在不能清晰表达的情绪、观点、期待和渴望，能帮助主角以旁观的形式来观察自己和家庭之间的关系。

此时会有一些质疑的声音，这些从团体中挑选出来的人是否可以共同呈现主角真实的家庭，是否能够精准呈现每个家庭成员的特质。萨提亚认为，在讲述主角生命故事的时候，这些团体成员能够以各个角色所具有的普遍性之间的联结来感受自己所要扮演的角色，是否准确地呈现主角的家庭并不重要，重要的是主角建构的真实。家庭重塑的目的是让主角重新构建自己内在的家庭。

在家庭重塑开始时，花一些时间澄清主角的目标，并将之记录下来让大家看到，是非常重要的一个环节。通常，主角会谈到一些涉及迈向新的生存状态的目标。这些目标一般会有所发展，从简单的行为改变逐渐发展到一些以过程为基础，同时与个人深层渴望进一步相关的东西。

重新雕塑主角的家庭这个阶段是再现主角原生家庭成型的过程。父母的婚礼之后，家庭一般会迎来新的生命，新生命的诞生会让家庭感受到喜悦并承受新的压力。引导者和主角要将重点放在新的生命进入家庭后如何改变家庭系统和家庭成员之间的关系上，并留意主角如何参与这一过程。主角的替身要注意观察和体会主角在家庭成员间和家庭动力中的应对及求生存模式。

引导者通常要求主角回想家庭中的压力事件，并将其雕塑出来，与此同时，让每一位演出者将内在的体验和过程进行表述，目的是让主角在这个过程中对自己、对其他家庭成员有新的觉察和欣赏。

为了让主角深层次的感受和应对模式能够呈现出来，引导者常常会以夸张的戏剧化形式来呈现主角幼年的场景，轻敲主角的右脑，触动主角压抑在深处的没有机会表达的无助、委屈和愤怒等。在情绪表达之后，深埋的观点、期待和渴望就有浮出水面的可能，让主角可以运用当下的力量应对过去。引导者常在此处鼓励主角指引其替身（主角幼年的自己）重新进行选择，停止使用旧有的求生存模式。

以上过程是让主角有机会以此时此刻的力量削减过往时空的影响，重新选择当下的应对方式。值得注意的是，改变的前提是主角要在高自尊的层次上做出决定，即主角是锚定此时此刻的自我资源。家庭重塑能够帮助我们接触到我们是谁，我们拥有什么样的资源，我们可以成为什么样的人。

对主角原生家庭的雕塑，是为了让主角说出所有尚未满足的期待和渴望，并且拥有它们，就是让主角将深埋在意识之外的、对当下时空造成割裂的未满足期待和渴望进行意识化。因为这个部分来自人性的自然需求，可以给主角创造机会接纳和统整自己的人性。

要叙述和表达对那些未满足期待和渴望的感受。如果仅仅停留在认知层面，并不能带来深层次的改变。那些未满足的期待和渴望会伴随情绪，它们是左右脑共同参与的产物。因此，自我统整的过程需要左右脑同时参与才能完成。此外，感受是穿越时空的线索，我们只有跟随感受进行时空的穿越和转换，才能带着现在的力量来到真实的过往。

认清父母内在的资源和弱点，将其与自己的特质和资源进行联结。通过确认父母的内在资源和弱点，对他们进行更为人性化的区分，自己内在关于父母的种种情感才能获得应有的位置，对父母的爱和对父母的恨才能各有所归。通过将自己的特质与父母的特质进行联结，看到自己身上来自父母血脉的赓续和滋养，让生命从延续的方面获得肯定和认可；而认清父母的缺点会将父母从完美的期待中解放出来，同时将自身的生命从对理想双亲的幻想中解放出来。

人性天生就存在脆弱的一面。在家庭重塑过程中，我们将人性中脆弱的部分进行接纳并使其回归统整，就可以更加接纳自己和父母，对那些未满足的期待和渴望有更全面的理解和认识，生命的历程也将以更为勇敢的方式展开。

接纳自己与父母之间的相似和差异之处。以更加人性的方式看见父母的时候，我们以彼此相似的部分为基础，就可以与父母产生新的联结，更深层次地回归家庭，获得统整，而差异的部分则让我们以独立的生命与父母进行分离。

接纳父母，他们也是普通人，只是尽其所能做到最好而已。

在家庭重塑的过程中，我们看见了父母的成长历程，父母的影像更加丰满和完整，就不仅从认知上也从情感上接纳父母曾经也是孩子，并非天生就是父母。他们在当时的情境下以自己能够做到的最好的方式表达了对我们的爱，让我们从渴望的层面获得满足。所以，我们应放下那些未完成期待所造成的与父母的割裂。

最后，主角在高自尊的层面上带着欣赏接纳了过去的和现在的自我，拥有了更多的可能性来满足自我的渴望，而不必以当下的生命执着于寻求过往时空中期待的满足和认可。

通过家庭重塑，我们可以达成人性的回归，让幼年未满足的期待和观点在人性的名义中得以承认并获得统整。萨提亚家庭治疗模式对人性的充分理解和接纳，使其更接近中国传统文化中的道与自然，对渴望的理解更像是对中国传统文化中人性的阐述，而渴望在具体事情上的体现——期待，则更贴近中国传统文化特别是阳明心学对人欲的理解。存天理，去人欲，并不是说要让我们去掉人的欲望，而是说要去掉那些阻碍天理展现的欲望，如未满足的期待和僵化的观点对生命力及渴望的展现会形成阻碍。

"理""天理"和"欲""人欲"的内涵纠缠不清，着实让人有些难以理解。其实理欲之辨与儒学道心人心之辨、义利之辨、公私之辨都有密切的关系。阳明后学对"理""欲"难以分辨，根本原因在于理为人的天然属性，欲则为理在人世间的体现，两者同根。《说文解字》曰："欲，贪欲也。从欠，谷声。"段玉裁注："感于物而动，性之欲也。欲而当于理，则为天理；欲而不当于理，则为人欲。欲求适可斯已矣，非欲之外有理也。"由此可见，欲与天理相合，欲就是天理；若欲与天理不相合，欲就成了阳明心学修炼中要去掉的人欲。这与萨提亚家庭治疗模式的哲学思想完全一致。当期待与当下的渴望相合，期待就是渴望的体现；与当下的渴望不相合，就阻碍了渴望的展现，成为未满足的期待。因此，中国传统文化对欲的满足有许多的要求，目的就是让欲能够以符合天理的方式呈现，则欲中就有天理。这如同萨提亚家庭治疗模式中一致性的第三个阶段，在灵性层面达成一致即身心合一时，一言一行、一举一动皆是生命力的体现。

《庄子·知北游》中有一个经典故事。东郭子拜见庄子并向他请教：人们常说的道，究竟体现在什么地方？庄子答：如果你用心感悟，道便无所不在。东郭子不解：期待你能说得具体一点。庄子告诉他：比如小昆虫蝼蚁的身体中。东郭子不解：为什么道会在这种卑微的地方？庄子再次提示：也可以在稻田里无数的杂草中。东郭子更加不解：怎么每况愈下了？庄子继续开示：也可以在房顶上的瓦片中。东郭子还是一头雾水：怎么越来越低下呢？最后，庄子说：大小便也能体现修道者道行的深浅啊。东郭子听了庄子的回答，无言应对。也就是说，有道之人一言一行都是生命力的彰显，无道之人则在拼命彰显生命力。

家庭重塑提供了人性情境的旅程。在这个旅程中，我们并非想要说服一个人，父母是爱他的。萨提亚从来不怀疑爱的真实性，而是借由加入一些新的资讯和观点，以现在的力量拓展彼时彼刻的情境，让人获得更多自我界定或者界定父母的资讯，体验全新的觉察并了解父母的爱。

家对中国人来说具有非凡的意义，是心灵的扎根之所。无论身在何处，家都是心之所向、魂之所牵，家给了中国人最温暖的庇护和归宿。家提供了盛放内在能量和转化内在能量的容器。本章论述了中国传统文化和萨提亚家庭治疗模式对家在心灵统整方面的作用，激活心灵中家的意象，在家的气氛中联通左右脑，在"回家"的路上实现情绪的表达、资讯的完善、观点的拓展、期待的转换以及渴望的满足等，最终达成时空的统整和内在能量的转化。

第九章 以家庭治疗的方式实现转化

一、中国传统文化中心理治疗的氛围

中国传统文化一向注重对心的理解，中国有数以千计与心有关的汉字，汉字被荣格称为世界上唯一可以阅读的原型。从十六字心传"人心惟危，道心惟微，惟精惟一，允执厥中"可以看出，心是中国传统文化中一以贯之、一脉相承的精神血脉和永恒真理，中国文化从未偏离过用心之道。对心之理的不断传承、不断体悟形成了中国传统文化博大而又精微的特点，造就了中国人独特的心灵面貌。可以说，中国传统文化滋养了中国人的心，中国人的心感悟并发展了中国传统文化。中国文化善于用心，它以心之性、心之情、心之理接纳和涵容了儒家、道家、佛家对心的阐释，升华了诸家对心之境界的最高追求，并将其内化至灵魂深处，弥散于毛孔之间。

道心、人心是中国传统文化主要论述的概念之一，对二者的理解和辩论是中国传统文化朝着心的至高意义前行的动力。北宋理学家程颐有言："人心私欲，故危殆。道心天理，故精微。灭私欲则天理明矣。"自此之后，《尚书》中的道心与人心就成为理学家论述理欲问题时常用的一组概念，而有关二者的定位与诠释也成为理学家关注的重要问题。程子之后，朱熹继承发扬此说尤力，对道心、人心进行了更为系统的论述。[①]

梳理朱熹对道心、人心的辨析不难看出，他主张道心与人心皆在心中，道心是人所禀受的理，人人都有，且是天生的，超越个体性的，属于灵魂的层面。这与萨提亚所说的人在达成最高层次的一致、个体生命能量与宇宙生命能量合为一体时心灵所呈现的画面相似。人心易受感性情欲的影响，如若脱离了与道心的和谐与联结，则很容易被物欲贪念主宰而流于恶。这就告诉我们，心灵的完整和谐是中国传统文化所致力于追求的将人心统一于道心并达成天人合一的美妙愿景，这与萨提亚家庭治疗模式有着某种内在的一致性。萨提亚家庭治疗模式最重要的理念就是要让人不再受执着之苦，不再执着于固有的模式，不再执着于未满足的期待、僵化的观点等，将人的生命能量从"危"之中解放出来，与永恒的自我价值建立联结，让人心重新回到与道心的和谐之中，让人心闪耀出道心的无限光辉。

王阳明也着重于对心与理的论述。1508年，王阳明在贵州创建心学，提出"心即理"的概念。第二年，他到贵阳讲学，提出"知行合一"的概念。这两个概念实际是一回事，心即理，即心理合一。

这样，就可以在道与用、心与行之间感受中国传统文化本质的氛围。在这种氛围中，道或心成为某种永恒意义的原型，用

[①] 钮则圳：《朱子"道心人心说"新探——与孟子"人禽之辨"比较》，载《商丘师范学院学报》2019年第1期，第26页。

与行则成为人在世间的万千模样。《素问·六节藏象论》载：
"心者，生之本，神之变也。其华在面，其充在血脉，为阳中之
太阳，通于夏气。"心主神明，形之精粹处曰心。心者，总包万
虑，灵之舍也。《易》曰："复，其见天地之心乎。""文"
也寓心其中。文字、文化、文明，皆以心为本。刘勰《文心雕
龙·原道》载："仰观吐曜，俯察含章，高卑定位，故两仪既生
矣。惟人参之，性灵所钟，是谓三才。为五行之秀，实天地之
心。心生而言立，言立而文明，自然之道也。"中国传统文化倡
导的就是以文言心，以心感道，其中自然包含了转化的意义，即
秉持"允执厥中，惟精惟一"，将人心之危转化为道心之显，将
行之误转化为知之自然。由此，我们便可以在中国传统文化营造
的转化氛围中体悟人心与道心的逐渐合一与和谐。

　　中国传统文化所包含的美妙意境与萨提亚家庭治疗所始终
秉持的治疗理念甚是契合，这让人深切感受到东西方文化对心之
理解的不谋而合。萨提亚的转化之道，并不聚焦行为或观点的变
化，而是聚焦生命的本来面目，聚焦人性的自然生发，从根本上
和系统上进行转化，在转化的过程中容纳所有的发生，以生命的
渴望统合和浸润人的所有层面，如同以道心完成人心的回归，达
成人之统整。

二、萨提亚治疗模式中经验的六个层次

　　萨提亚治疗模式强调以自我为内核，将内在经验分为六个层

次。这六个层次微妙的区别与彼此之间的影响让我们深切感知到人心之危。笔者尝试通过以下图表对经验的六个层次进行论述。

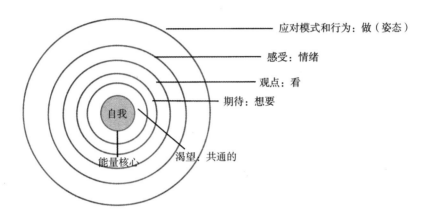

如图所示，经验的六个层次分别是：渴望、期待、观点、感受、应对模式和行为。它们都发生在此刻特定的情境中，但通常人们呈现出来的是结论和故事。例如，我们经常会听到"我的妈妈不爱我"，如果带着好奇去探索，就会发现这个结论来源于某件或某些具体的事件，可能是："在我三岁的时候，我的妈妈忘记了给我买那个黄色的玩具狗！"于是他就得出妈妈不爱自己的结论。

那么，他的内在发生了什么呢？看似简单的一个内容，其实经历着非常丰富的过程。他的渴望是被母亲疼爱；他的期待是假如妈妈爱我，就应该记得给我买说好的那只玩具狗；他的观点是妈妈没有给我买那只玩具狗，所以她不爱我；他的感受是受伤、失望、委屈和愤怒。

从这个例子可以看出，萨提亚模式是如何运用内容发现个人内在经验的六个层次。透过故事营造的情境探索内在真实的发生是萨提亚家庭治疗模式的特点，萨提亚称其为描绘心灵地图，然而在中国传统文化的意境中，这样的过程如同对人心之危的体察。

萨提亚常说问题不是问题，如何应对问题才是问题。她是说，人们以为的问题常常呈现在表面，内在六个层面的真相才是需要关注的。人心、道心不在乎外在表现，而在乎心，因此王阳明才说"心上求，事上练"。外在的行为是为了让内在核心自我能够得以清晰彰显，以事彰道。假如我们能够在内在六个层次上，帮助案主改变僵化的观点，放下未满足的期待，主宰自己的感受，并且在满足自己渴望的基础上更加自由地选择，进而联结自我的生命核心，将内在和外在都统合在生命能量之中。这个过程如同阳明心学的三大纲领——心即理、致良知、知行合一。心即理阐述了人的内在核心性；致良知让我们始终抱持内在的生命本质、生命能量，并与之联结；知行合一则是对一致性的要求，是自我生命能量在内在六个层面的一致表达。

中国传统文化注重内外的和谐统整，更明确二者的相互影响，萨提亚家庭治疗模式亦是如此。在真实的生活中，自我影响外在的行为，情境则影响自我，影响流入又流出。各层次互相依赖，而不是以线性次序发生，通常它们在同一时刻受到影响。不同于其他治疗模式——选择或是强调某一个层次或某些层次，萨提亚家庭治疗模式投注在六个层次上，她所倡导的改变媒介物在所有层次催化并产生转化。

上文的事例指出了内在经验的六个层次，以下确认所有层次的过程，并给予案主机会：

表达受伤的感受。

回忆其他与母亲的经验、事件或母亲所拥有的某些特质与资源，拓展有关母亲的不同观点。

确认并拥有与内在类似的特质和资源。

增加对母亲身为一个人的了解与接纳。

发现并拥有自己尚未满足的期待，说："是的，我想要妈妈为我买那只玩具狗，我拥有这样期待。""是的，我想要妈妈给我买那只玩具狗，我拥有这样的期待，她没有满足我的期待。我现在可以放开这个期待了吗？"

在此时此刻满足目前的渴望与期待、拥有期待与渴望，而不是将渴望与期待寄托在别人身上。

当我们探索这些层次时，常常发现它们负载着一些需要改变的部分。这些部分与模式是让核心自我无法顺畅流过其他层次并进行彰显的原因，正是这样的"人心之危"造成了"道心之微"。这些源自过去的部分和模式每个层次可能都需要一些改变与介入，从而更开放更一致地运作。而我们需要做的正是通过改变这些部分和模式，让所有层面都统合于自我生命能量之中，让人心逐渐回归于道心，心与理合一，知与行合一。

渴望

渴望生发自生命能量的普世性需求，就像每颗种子都想获得雨露的滋润、阳光的照射一样，每个人都有被爱、被认可、被肯定的热切希望。爱自己、爱他人以及被他人爱的渴望是人类所共通的。在成长和发展的过程中，我们都在努力地获得渴望的满足，而渴望是否能够得到满足对我们的发展、成熟及处理感受有着重大的影响。生命的早期，渴望的满足如果受到冲击，自我则会据此界定自己或者限制自己，于是生命的发展过程变成了求生存的过程。假如一个孩子的渴望得到了满足，他便有机会发展出高自我价值及与之一致的存在方式、应对压力情境的健康生存模式，以及爱自己、爱他人的能力。

期待

期待是渴望延伸至具体事件上的体现，也就是阳明心学所提倡的"事上练"。如同种子对阳光雨露的渴望会具体到某个季节的某一场降雨和日晒，期待是人类共通的以各种具体形式出现的对亲近、统整、亲密、自由、兴奋创造的渴望。

如同上文所述，那个没有得到玩具狗的孩子渴望被母亲重视和爱，渴望可以通过母亲买玩具狗来体现和彰显，也可以通过母亲每天晚上的晚安吻和生病时对他无微不至的照顾和陪伴来彰显。渴望透过期待让我们能够更加真切地经验到。

小明幼时特别渴望与母亲亲近，从而获得被爱和被认可。假如这些渴望通过诸多的期待被满足，那么小明将会体验到被爱、被接纳和被认可，这些感觉将会成为他发展出高价值的基础。但如果某些期待没有被满足，那么年幼的小明将忍受因此而产生的失落感，进而感到受伤、孤独、愤怒，甚至影响他对自我的界定和自尊心的确立。在往后的生活中，小明可能会将这些渴望带入其他关系，或者只是带着某些遗憾不断在现在的关系中寻求过去未满足的期待。但是，如前所述，未满足的期待会导致时空的割裂，在现在的时空中达成过去时空中的未满足，这是不可能的，这是我们感到痛苦的根源。

期待是在人类共通的渴望中形成的，如果自我从未被肯定，或者只是在某些由别人所设定的情况里被肯定，那么，自我的需求将以较低的水平呈现。马斯洛的需求理论认为，需求的满足呈现出由低向高发展的趋势。为了生存，人必须持续地放弃对爱的期待和需要，由此会带来低的自我价值、痛苦、伤害与自我贬抑。据此，他对自己进行界定——我是不值得的，我是不被接纳和被爱的。

多数未满足的期待植根于过去，分裂于过去的时空之中的，无法在当下的时空中得到满足。上文的举例中，三岁的时候，小明想要妈妈为自己买玩具狗的期待没有被满足，他可能仍然抱持着那个尚未被满足的期待，并产生怨恨。而我们要做的就是处理这个部分，让它从被分离的时空中重新回到当下的时空。这需要我们始终站在渴望的层面进行工作，收回那些卡在未满足期待层面的能量，使其在渴望的名义中获得接纳和回归，并在当下完整的时空中以自由的方式重新获得选择的权利。

小明：我承认小时候有让妈妈买玩具狗的期待，拥有它，它是我的。现在我放开它，不再指责和怨恨妈妈没有满足我的期待。其实我渴望的是被爱，我可以通过其他方式来满足这个感觉，而不是停留在那个玩具狗上。我现在可以放下这个期待了，因为我有其他选择。

观点

经验的第三个层次是观点。观点通常与对自己的看法紧密相连，是我们如何看待自己、界定自己的依据。通常情况下，观点的形成借由有限的信息构建出来，尤其是幼年的时候，我们受到知识、经验、身体、心智等方面的影响，对实际的发生产生了不同且较为狭隘的图像，从而对现实会形成扭曲的想法，也会根据不完整的资讯做出解释与结论。

例如，孩子看到母亲回家，开心地冲过去向母亲讲述自己在学校的见闻，母亲听了两句便匆忙走向厨房开始做饭。孩子觉得，在母亲那里自己不重要，而不会将其与母亲上班会迟到联系起来。孩子从一个狭窄的视角截取了整体中的一个部分，在知识、经验的范畴内进行理解并形成解释和理解事件的观点，以此来自我界定。

在萨提亚家庭治疗模式中，治疗的任务之一就是帮助来访者重新觉察这些自我界定的观点，帮助他看到观点的局限性并进行拓展，使其观点更加接近事实的全貌，从而达成观点层面的完整，重构内在影像，打通其与生命能量的联结。

《道德经》第十六章载："知常容，容乃公，公乃全，全乃天。"它在个体层面带给我们的启示是，要不断拓展观点，增强观点对不同层面现实的容纳性，从而使得我们的内在影像更加丰富和真实。"容乃公"，天地因为能够容纳，事物才能够以最完整的形式获得呈现；载物为厚德，亦是因为拓展观点可以承载更多的事实，让心灵在接近真相的过程中获得统整。

例如，一个人告诉你：四岁的时候，我爸爸就不爱我了！当探索这个结论背后的情境时，我们会发现，他四岁那年，年迈的爷爷因摔跤导致骨折，父亲同时面临失业危险。

四岁的孩子看到父亲不再像以往那样疼爱自己，不再花很多时间陪伴自己，也没有往日的耐心安抚自己的哭闹。据此他形成了父亲不爱自己这个具有局限性的观点。一个四岁的孩子，实际上是无法将父亲的诸多行为及其遭遇与整个家庭的现实情况作为一个整体来理解的。

感受

经验的第四个层次是感受。我们总觉得现在的感受完全由现在的事情所引发，但事实却是，累积的感受对个体在当下事件中产生过度的感受有非常强烈的影响。那些累积的感受如同潜意识中的火药桶，只需要类似的情境予以触发便可以点燃。感受通常深深地植根于过去，这就造成对当下的割裂，使得人心不能在当下以完整的方式与道心和谐一致。这些累积的感受是我们要在治疗中进行觉察和处理的。我们即时产生的感受、对感受的感受，是基于自我价值与自尊的观点和期待而形成的。

最常见的感受是受伤、恐惧和愤怒。在中国文化中，女性被允许表达受伤和恐惧，男性则只被允许表达愤怒。但实际上，愤怒和受伤是一体两面，一个人不可能只有愤怒而没有受伤。因此，在了解中国文化的基础上，我们更容易经由受伤进入女性的感受，经由愤怒进入男性的感受。

应对模式

应对模式是经验的第五个层次，又被称为求生存应对。在压力状态下，应对会呈现出四种沟通姿态，这些姿态会成为更深层次解决冲突的方案，这些方案在当时可以保护个体生存下来。我们透过这些求生存的姿态能够了解一个人看待自己和他人的方式，也能够看出他自尊的层次以及对求生存的观点。

行为

经验的第六个层次是行为。它是一个人应对内在世界的外显结果，是其自尊的外在表达。

三、转化的过程

这里讨论的过程，并非指以时间为坐标去了解事情发生的先后次序，而是指事情是如何发生的。萨提亚家庭治疗模式不注重故事，而注重故事背后运行的是什么。萨提亚家庭治疗模式通过关注应对问题来揭示过程问题。

萨提亚运用过程来梳理人们内在的历程，并用过程为人心画像，从而实现从更深层次了解一个人的目的。在萨提亚家庭治疗的概念中，过程指个人内在能量流动的模式。萨提亚关心的是，内在的能量经由核心自我、渴望、期待、观点、感受、应对与行为流动时，是在蜿蜒曲折、阻塞不通的路径中艰难晦涩地流淌，还是在宽阔平坦的路径上畅通无阻地流淌。既然外在是内在的一种表现形式，那么，内在能量的流动模式和动力就成为萨提亚模式关注的焦点。于是，对于过程的运用也自然成为萨提亚家庭治疗实现改变的主要路径。萨提亚运用过程实现改变是指将个人能量流动从功能不良的模式或动力转化为更为开放、自由与健康的方式，犹如疏通和净化河道，让能量之流回归自然的奔涌。

当萨提亚透过故事了解其背后的过程时，人的内在便会慢慢呈现出来，如同纷繁万象之后的大道渐渐显现，而通过对内在的疏通，让偏离道心的人心获得回归。

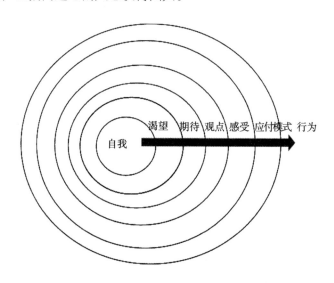

当能量沿着如图所示的方式流动时，我们允许人轻敲渴望并改变自己的观点、自己赋予观点的意义、自己的感受、自己对于感受的感受、自己的期待、自己从渴望产生的动机与行动。

当内在的过程被澄清和显现出来的时候，那些阻碍能量流动的地方就从无意识层面浮现至意识层面，改变就会发生。值得注意的是，改变聚焦于内在能量流动的固有模式，这种模式虽然功能不良，但会带来熟悉感和安全感。因此，改变必然带来某种程度的混乱，这是必经的过程。在来访者冒险做改变的过程中，可以给予他支持和鼓励。

转化会经历三个步骤：第一，探索每一个层次，找出来自案主任一生命时期的可能功能不良的部分。第二，转化功能不良的部分，同时厘清其中的纠缠。第三，以接纳的方式进入现在，以正面的态度肯定自己，尊重自己在这层次所做的正面贡献。

为了清楚地了解转化的完成，我们需要将过程中每一个层面所做的工作进行呈现，因为转化发生在所有的层面。值得说明的是，转化并非逐层次第发生的，而是同时发生的。

轻敲渴望

轻敲渴望是转化过程中非常重要的环节。轻敲渴望能够将天赋的人性需求带入意识层面，让人们看到生而为人的权利，从而实现觉察、认知与接纳。渴望来自生命核心的自然生发，轻敲渴望可以达成与内在生命能量的联结。

轻敲渴望的时候，会涉及期待的层面，因为期待是渴望在具体事情上的要求。因此，借由对植根于过去时空的未满足的期待进行觉察和理解就可以带来转化。

这个过程可能会经历以下步骤：在渴望的光辉下，放开单一的期待或是僵化的满足期待的方式。回到人类共通的渴望上，寻找其他方式来满足这些渴望，发展出多样灵活的期待。增加对未满足期待的理解和接纳，同时替代或者放开它们。发展出符合当下时空情境与渴望的期待。

观点的拓展与重新架构

观点是对自我与他人关系的界定。幼年形成的有局限性的知识和经验往往在深处影响着我们对待自己与世界的态度。因此，需要在觉察观点的基础上加入新的资料，对有局限性的观点进行拓展和重新架构，使其能够容纳不同层面的事实，进而实现观点的转化。观点的转化往往会影响期待和感受的改变。

需要注意的是，观点的转化不应该仅仅局限在左脑的思辨层面，而要在左右脑联结的情境中发生。这一点可以通过萨提亚治疗模式中的隐喻方式来实现。她指出，使用隐喻可以在任何事物与自我即将了解的事物之间创造一个空间。隐喻是一种最有效地传达意义的方式。萨提亚认为：我最感兴趣的东西往往超越了逻辑，依靠直觉产生画面，产生可以促发更深层次改变的感觉。隐喻可以带给人们画面，激活感觉，视觉、听觉和触觉都可以为我们的大脑提供一个意象，这个意象又转而提供了一个知觉改变的过程。

意象的营造和以意象为载体引发觉知的转化在中国传统文化中被体现得淋漓尽致。《易经》所有的卦象都在营造贴近心灵真实的意象，从而使得无意识的部分能够在意象的导引之下进入意识范围。五千字《道德经》更是以心之象诠释了大道。禅宗的公案和偈子以直击人心著称，"直击人心"则是将心中所蕴含的智慧用意象和画面进行引导，建立左右脑的联结，在完整的意识层面实现自我的超脱。

转化感受

感受是内在的体温计和真实的线索，是能量散发出来的气息。它经常与观点和期待等相互影响、相互关联。转化感受一般有以下几个步骤。

经验感受：营造一个安全、抱持的环境，允许来访者在其中重新经验来自过去的感受。为了使来访者不仅仅停留在逻辑推理上，我们需要运用雕塑的方式重现其内在图景，使其身心能真切经验到真实的感受。

认知感受：经由第一阶段，感受被真切地体验到了，此时可能会引发来访者不愿意面对的部分，脆弱、羞耻在这个阶段会呈现出来，需要咨询师以自身的稳定帮助来访者容纳和认知这些部分，从而使其带着现在的力量去面对、理解感受，将感受从排斥之地迎接回来。

洗涤感受：植根于过去的感受会阻碍一致性的表达，这是因为我们在过去的时空中对当下的情境进行了即时的反应。我们需要创设一个适宜于感受的情境，释放出感受背后的观点与期待，显现其中的联系，在意识层面以理性之光对其进行洗涤，以当下的能量清洗过往的尘埃，清楚即时反应的根源。一旦新的资讯进入观点，一旦当下的能量注入期待，感受随即会发生转化。

将感受带回现在

中医治疗体系非常看重情绪与健康的关系。中医认为，七情（喜、怒、忧、思、悲、恐、惊）是每个人都有的对外情志反应。因此，情绪变化是人体生理活动的一部分，一般不会致病，只有超出了人体的正常生理范围的，突然、强烈或长期持久的情绪刺激，才会造成功能紊乱。根据中医理论，精神刺激过度，如狂喜、暴怒、骤惊、愤怒等会直接影响内脏的气机，导致气滞不行。怒则气上，喜则气缓，恐则气下，惊则气乱，悲则气消，忧则气聚，思则气结，继而产生疾病。

中医认为，气是人体内在能量的一种表现。如果气能够适度地在人体内部运行，则有助于身体健康；如果运行不符合规律，就会造成身心的损伤。

从上文可知，萨提亚治疗模式聚焦于那些阻碍一致性反应的感受，通过厘清感受背后有局限性的观点和未满足的期待，从而达成对感受的转化。中医强调疏通，坚持"通则不痛，痛则不通"，萨提亚治疗模式亦如此。过去僵化的观点或者未满足的期待形成了某种联结过去时空的通路，如同在当下的时空中形成了阻塞，导致过去的反应和情绪阻塞了与当下时空一致的情绪表达，不通引发的痛苦随之而来。与传统中医的原理相同，萨提亚致力于处理过往时空对现在造成的影响，疏通经脉让气能够在当下的时空中畅通无阻地运行。

英国政治家、学者约翰·弥尔顿曾说：若你能掌控情绪，那么你将胜过国王。情绪是我们真实的一部分，如果不学着拥有情绪，我们终将被情绪操控。学习如何掌握与享受个人内在的经验，对我们来说是一种新奇的挑战。当开始相信和体验到感受是我们的、属于我们，我们便从原来的被感受操控的境地中跳了出来，进而真正面对、学习与感受相处。

萨提亚家庭治疗模式致力于帮助被过去的经验污染了感受的人们，帮助人们与当下的核心恢复联结，更新并转化人们因过去而形成的感受，让个体成为一个自我照顾与自我掌握的系统。人们在掌握感受的过程中感受生命力量，在当下的时空中获得统整感。以下将用一个事例来说明萨提亚模式是如何帮助来访者疏通过往时空而造成的堵塞，让其重回当下时空的。

咨询师：你现在感觉到了什么？

来访者：羞耻。

咨询师：这种感觉熟悉么？当你闭上眼睛，什么样的图画出现在了你脑海里？

来访者：妈妈又在别人面前训斥我。

咨询师：那时候你羞耻的是什么？

来访者：别人都会嘲笑我。

咨询师：嘲笑对你意味着什么？

来访者：意味着是我的错，我做不好任何事情。

咨询师：你会做些什么？

来访者：我会不敢跟别人说话。

咨询师：那时候你几岁？

来访者：五岁。

咨询师：你现在几岁？

来访者：三十岁。

咨询师：现在你站起来走一走，回到三十岁的自己，你觉得怎么样？

来访者：我觉得没有那么羞耻了。

可见，萨提亚治疗模式将当下的羞耻感受与过去的情境相联结，而不是与现在的现实相联结，以此让来访者能够将现在与过去的时空进行区分，从而以当下的力量重新掌控现在。

一旦开始从各个层面处理不同时期沉淀下来的"淤堵"，并与现在厘清纠缠，那么，个体就可以从现在开始整合自己、他人与情境，成为统整且一致流动的能量体。

四、情境促进转化

中国传统文化的哲学发端是本性具足，因此并不主张完全替换和摒弃属于人性的部分，而是注重"化"。中国传统文化对化的意境格外尊崇。"化"字的篆体表达的是两个互相颠倒的人靠在一起。《说文解字》曰："化，从匕人，匕亦声。"匕是倒立的人，表变化。就此可知，化字左为正人形，右为倒人形，一正一倒，表示变化。

化在五行之中属水，水在中国传统文化中具有无上的地位。上善若水，水遇圆则圆，遇方则方，从化的功能上就能感悟到这种氛围。基本上所有与生命、文明相关的词都与化有关，如化生、化育、文化、教化、感化等。首先，化具有自然性，前提一定是符合道的规律，强调内在合乎道的自然发生。《易经》贲卦象传：“刚柔交错，天文也；文明以止，人文也。观乎天文，以察时变，观乎人文，以化成天下。”化就是自然之道的功用和显现。其次，化具有内在性，这种发生一定具有精神和灵魂的参与，并非只停留在外在行为的改变。最后，化具有整体性，必须在整体的参与下、在把握整体规律的基础上进行转化。道何以化生万物？道是原初和终极的规律，遇到不同的情况可化生为不同的形貌。

萨提亚转化理论之介入手法的哲学思想亦是如此。它倡导不以僵硬、顽固的方式来使用任何技术，而致力于在既有之上增加一些东西，在统整性的参与下引发整体的转化。这就如同现代化学为我们揭示的规律：在原有的化学物质中加些别的，便产生一个新的化合物。萨提亚认为，当下存在的都有其特定的功能，即使是别人看起来不好的部分。萨提亚以资源的视角去理解它们，因此在治疗的过程中注重在来访者已经存在的资源中添加一些具有治疗性的部分，以促使整体的转化，这成为她治疗的基础哲学思想。

萨提亚认为，转化中需要添加的最基本的成分是觉察。觉察是将意识之光带入黑暗之渊，从而使得原本在黑暗之中自动化完成的过程能够有机会来到意识的审视之下，由此也就有了其他的可能和选择。例如，当我们没有觉察之前，总是不由自主地讨好那些更有权势的人，这就损害了自我的价值感。当我们能够提升自己的觉察能力，看到身处黑暗之中的期待是获得这些人的认可，好让自己觉得更有价值，而更为深远的未满足期待和渴望则是三岁的时候期待被父亲认可，以便他能够在三个孩子中多陪陪自己。此时，在觉察的引领下，我们就会有新的可能性和更多选择，我们可以继续讨好那些权威人士来满足未满足的期待，也可以自己满足自己的期待，也可以让渴望化生出更具时空意义的期待。在这个过程中，来访者将求生存模式替换为应对模式，再将应对模式替换为健康的自我关怀模式，这一系列的替换引发了最主要的转化过程，而不仅仅是改变一些简单的行为模式。

萨提亚致力于让人格的所有水平都和谐相处，以现实的目光来看自己的感受和现状，而不被过去的行为模式、期待和观点影响。感受并非问题，人人都具有体验自身感受的能力，如何经验、如何处理这些感受才是问题的实质。接下来以日常生活中最常见的愤怒为例来看转化的发生。

转化愤怒

愤怒是一种反应方式，不是我们会变得愤怒，而是我们会感到愤怒。如同我们的机体每时每刻都在对外界的刺激进行反应一样，愤怒属于我们，但它不是我们。当某个事件发生的时候，我们会对其进行解释和归因，而解释和归因的结果会促使我们进一步做出反应。例如，当我们将被别人踩了一脚归因于别人对我们的侮辱时，就可能引发我们以愤怒进行反应；如果将其理解为别人不小心，则不会以愤怒来反应。因此，将愤怒连同事件背后的归因和解释作为一个整体来看待的时候，我们将会有更多的选择。

通常情况下，愤怒会慢慢积累，当前表现出来的愤怒可能来源于多年之前经历的某个事件。长时间积累的愤怒犹如一个威力十足的火药桶，任何小的事件都有可能成为导火索，让我们产生过度的反应，因此将注意力放在被愤怒掩藏的部分至关重要。通常，与愤怒相伴的两种情绪是受伤和恐惧，因此在转化的过程中需要足够的耐心触及三者，唯有如此才能深入内心深处的期待和渴望。掩盖在这三种感受之下的是知觉和期待。当我们将外部事件认定为是对自我的侮辱，那么我们很可能产生愤怒；当我们持有一个无法满足的期待时，亦会感受到恐惧和愤怒。我们不仅要帮助人们处理愤怒，还要转化自己内心深处的期待和恐惧。

表达愤怒

对许多人来说，愤怒常常会被家庭规条限制和束缚，对于习惯运用讨好应对姿态的人来说更是如此。那些对愤怒的压抑和隐藏是用来换取认可的一种自动化方式。若长时间被压抑的愤怒没有办法得到释放，就无法触及深处的知觉和未满足的期待。因此在转化的初期，让讨好的个体不再通过取悦他人的方式来处理自身的自尊时，他就有机会释放自己被禁锢多年的感受，尤其是愤怒。表达愤怒是让愤怒于被压抑的黑夜中获得释放和展现，唯有如此才能进入觉察的领域，并获得转化的机会。

接纳愤怒

接纳愤怒要求我们在人性的层面认识到它是人性正常的一部分，是反应的一种方式，并非我们自己。人通常会因为愤怒触及对愤怒的规条和感受，这些部分也是愤怒获得接纳的阻碍之一。此外，对愤怒的片面理解也会妨碍愤怒的被接纳，要让人看到愤怒也具有积极意义，我们需要有选择地表达愤怒，从而在更大程度上达成对愤怒的接纳。

探索并转化愤怒背后隐藏的部分

如前文所述，我们要将重点放在被愤怒遮盖起来的部分，通常这个部分包括知觉和未满足的期待。知觉涉及我们如何对外界事件进行意义的赋予，通过探索一般会发现隐含在原生家庭中的规条。带领个体回到当时接受规条的幼年时期，就会发现当时情境与当下情境的差别，而规条的局限性也就自然而然地表现出来了。人们会以现在的力量来完成对规条的扩展和改变。对未满足期待的探索和转化则要相对困难一些，更多地涉及右脑的参与。在左右脑的共同参与下，经由感受的指引顺利找到未满足的期待，并在厘清时空的前提下获得当下的力量，于巨大的生命力之中获得解放。

　　愤怒的转化涉及个体内在所有层面，需要我们具有足够的耐心和敏锐的觉察力。这些变化可以让人体验到更多的责任感，变得更加自信，发现更多的选择以及通往内部资源更多的途径。这些也会帮助来访者改变面对外部世界时的处理方式，让人们的关系更加亲密，沟通方式更加有效。

　　由转化的过程可以看到，我们并不是可以革除什么，也不能强制性地要求人们做出改变。在统整的框架内，将当下的时空带入过往的时空，使当下的力量解放被卡住的能量，从而在时空的连续体和统整体中，让生命力能够挣脱那些有局限性的观点，挣脱未满足的期待而获得解放，实现在时空的统整中自如流动。这符合中国传统文化对化的理解，具有自然性、内在性和统整性。正是东西方文化对人内在自性具足的不同阐述让人的生命在转化的过程中得以殊途同归，如同听到完整和自然永恒的召唤。

第十章　心灵剧场

　　萨提亚作为莫雷诺的学生之一，她的家庭治疗模式不仅吸收了心理剧的许多技术，诸如雕塑、演出等，并且在治疗的哲学观点上也颇具亲融性。他们都将人作为整体的一部分去理解，都坚信人的生命力。笔者尝试将萨提亚家庭治疗模式与心理剧技术进行结合，从而更好地呈现个体治疗和团体治疗的天然亲和性。

一、心理剧中的自发性与中国传统文化

　　心理剧的核心是自发性。在莫雷诺的概念中，自发是指个体与整体统整和顺应的过程。人的一生是不断适应整体环境的过程，如同生物学角度所述的适者生存原理，身心亦是如此，适应的过程让我们存活，也让我们成长。这里的环境包括一般的家庭环境、社会环境、文化环境与自然环境，同时包括自身的身心环境。环境随时在变，人只有跟随环境随机应变才能存活，唯有如此才能达成身心健康的状态。这种以个体变化适应整体变化的过程，叫作自发。①

---

① 游金潾、刘义林、冯辰锐：《社区心理剧指导师》，清华大学出版社，2018年，第23页。

如此看来，这与《易经》的核心要义如出一辙。《易经》的"三易"原则即简易、变易、不易，正是"自发"的东方表达。简易是指万事万物变化背后的大道和规律；变易是指规律的运行是动态的，大道和规律也要随之变化；不易是指大道和规律的永恒性，如《道德经》第十六章载："致虚极，守静笃，万物并作，吾以观其复。夫物芸芸，各复归其根。归根曰静，是谓复命。复命曰常，知常曰明，不知常，妄作，凶。"这是告诉我们，要随着大道和规律的不断运行更好地生活和生存。因此，中国人特别注重天时、地利、人和，这是对自发性的最精辟的总结和运用。于内在精神层面，中国人以天人合一的方式将自发性沉淀在心灵底层。如果要更加清晰地表述自发性，整体观和自然观则更贴近它原本的意境。

二、中国传统文化中的自然观和整体观

中国传统文化中的自然观，并非仅指我们所说的自然，更多的是指"道法自然"之"自然"，"自然"由"自"和"然"两个字组成，"然"是状态，"自"是具有无限潜能的生命本质。"自"是象形字。甲骨文的"自"，画的就是鼻子，上面短短的一竖是鼻梁，两边弯弯的曲线勾勒出了鼻子的轮廓，中间是鼻纹，两旁是鼻翼，下面是鼻孔，这是一个完整的鼻子。自的本义就是鼻子。

为什么用鼻子来指代自己呢？这与中国传统文化对生命本真的理解有关。中国道家著名人物吕洞宾所著的《太乙金华宗旨》

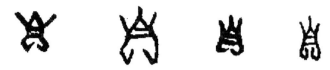

甲骨文"自"（图片源自网络）

认为，人的元神（即一种高于肉体，可以单独存在的某种物质，是生命的真正意义与一切精华）居于鼻子的正上方。因此，中国传统文化中的"自"不仅仅指意识层面的自我，而更加倾向于完整的自我，如同佛家所说的自性，荣格分析心理学所说的自性化。自然是指让人之生命以最本真的方式进行呈现。《道德经》第六十四章曰："是以圣人……以辅万物之自然而不敢为"，这里说的"自然"是万物的自然。圣人遵循道的无为而无不为，推行无为政治，现实中辅助和配合万物的自然即庄子《内篇·养生主》所载"依乎天理""因其固然"的"天理""固然"，也就是《道德经》第三十七章载"道常无为而无不为。侯王若能守之，万物将自化"。"自化"与"自然"义近，即万物自行变化。王弼注《道德经》第二十九章有"万物以自然为性""圣人达自然之性，畅万物之情"的说法。这些关于自然的论述让我们以东方的智慧可以更加深入地理解莫雷诺所说的自发性，自发即"达自然之性，畅万物之情"。

如果自发性在自然观中可以获得生命本真的命名，那么在整体观中可以更加完整地看待自发性。在中国传统文化中，自然观和整体观一体两面，自然是整体之自然，是万物生命表象背后的生命本真和终极规律；整体是自然之整体，是生命本真规律能够存在的条件。如《庄子·应帝王》载"顺物自然而无容私焉"，这里的"自然"指物（万物）的自然。王弼注《道德经》一贯以自然为万物的自然。这些都在强调整体性，而不是将自然割裂于宇宙之外。老子和庄子都以整体性的方式论述人世间的规律，只是老子用大、远、无极等概念来营造整体的意象，而庄子则以齐物的寓意来进行表达。如同莫雷诺对自发的定义，整体性为自发提供了条件和氛围，为自发性提供了某种深层的遵循，心理剧将自发性的感召称为心电感应（Tele），是个体与整体感产生的某种联结。在莫雷诺看来，自发是对生命本真的真实体现的要求，激活了生命原本的整体感与和谐感，是将个体生命纳入人类心灵整体智慧的途径，如同东方文化致力于追求天人合一，推崇人心与道心的统整和谐，向往中和以及极致的空与无。

三、萨提亚家庭治疗模式对生命力的理解

萨提亚家庭治疗模式以对生命力的坚信和重视为基础，其所有治疗都建构在对生命力的坚守之上。萨提亚所说的生命力超越了个体的局限，她坚信，人只是宇宙能量的个体性显化。精子与卵子结合的那一瞬间并非创造了生命，而是激活了生命力。生命力是先验的，是先天的，个体要做的就是让生命力通过自身得以彰显。萨提亚的这些观点与中国道家哲学对生命的理解相同。《道德经》开篇载："无名，天地之始，有名，万物之母。""无"就是对生命力的东方表述，"有"则是对生命力以

有形的方式予以彰显的总结。无是有的本质和规律，有是无的具体表现。老子认为："故常无欲，以观其妙，常有欲，以观其徼。此两者，同出而异名。"他在《道德经》第四章对"道"的特性有如下表述："道冲，而用之或不盈。渊兮，似万物之宗。挫其锐，解其纷，和其光，同其尘。湛兮，似或存，吾不知其谁之子，象帝之先。"这近乎对生命力意象的完美表达。

四、心理剧与萨提亚家庭治疗模式在自然观和整体观中的统整

莫雷诺认为，人不光是独立的个体，也是宇宙人。人和上帝一样是宇宙的协同创造者。心理剧的灵魂是激发自发性，也就是在行动过程中激发人性的集体智慧，将个体纳入完整，与整体环境保持和谐一致，并随着整体环境的改变，选择符合情境的应对方式，从而达成人格的完善。莫雷诺说，自发的释放不是单纯的释放，还要顾及周围的人和情境，否则就会变成病态的自发。自发是适时、适地、适人的展现，是"不择事而安之""不择地而安之"，无入而不自得的反应。萨提亚家庭治疗的目标是使人能够与自我、他人、情境和谐一致，与生命力保持和谐一致，与宇宙能量保持和谐一致，能够随着情境的变化做出和谐的应对。①

---

① 游金潾、刘义林、冯辰锐：《社区心理剧指导师》，清华大学出版社，2018年，第12—13页。

可以看出，萨提亚家庭治疗模式和心理剧有着共同的生命哲学，体现着中国传统文化所重视的自然观和整体观，具有相同的根系和血脉。笔者所阐述的心灵剧场就是在自然观和整体观的视阈中，运用萨提亚家庭治疗五大元素（系统性，体验性，正面导向，聚焦改变，运用自己），聚焦三大目标，将心理剧的相关技术加以运用，使其能够更好地联通来访者的左右脑，激发其自发性，激活生命力，促使其达成和谐一致。

五、心灵剧场的原则及相关原理

心灵剧场的原则

心理剧非常注重行动。如果说语言可以撒谎，可以割裂感受，那么行动则始终具有统整性，行动的同时感受在发生。心理剧以行动的方式让人进入生命情境，重新体验生命故事中的行为、认知、情绪及身体觉知，进而以新的眼光与视野体验生命故事，解放生命中来自自己与他人或文化条规的束缚，寻找适应处境的最佳方式，创造新的人生出路与生活品质。

萨提亚家庭治疗会带来深层次的转化，同时需要人的左、右脑作为整体共同参与其中，并将时空的统整作为治疗的背景，以此时此刻联结彼时彼刻，以此时此刻的力量解放卡在彼时彼刻的能量，从而在时空的统整和贯通之中达成生命力的流淌和自然涌现。

因此，心灵剧场具有四个主要原则，分别是统整性、经验性、自然性和正向性。统整性是指时空始终保持统整，以现在体验过去，而不是以过去体验过去；经验性是指在左右脑的参与下，觉知和感受的过程；自然性是指所有的转化都建立在人性的自然属性之上，并不强行予以改变；正向性是指始终坚持生命力的正向特征。

心灵剧场运用的相关原理

1. 剧的原理

人生就是一个舞台，每天都上演不同的剧目，这些剧目是生活处境中发生的生命事件。在这一过程中，认知与感受的相互作用会在我们的内在存留影像与记忆。随着时间的流转，这些影像与记忆有的淡化，有的因类似事件的不断重复而更加清晰，更有甚者，因事件的过度打击和冲击，让人惧怕相同或相似的影像。

这些影像，让人触景生情，产生各种情绪与行为反应。冲击较大的让人因伤痛而退缩或隐蔽，甚至转化为各种身心病症，如抑郁症等。[①]发生生活事件时，我们的感官会全部开放，我们带着视觉、听觉、嗅觉、味觉、触觉等身体感官接触一切事物，也将这些感官记忆存在生命事件中，营造一种生命情境。一旦接触类似或相同事件时，生命情境就会氤氲开来，感官记忆就会被唤起，以当时所用的模式进行保护或防卫。

萨提亚家庭治疗模式对此也有相同的表述，称之为求生存的

---

① 游金潾、刘义林、冯辰锐：《社区心理剧指导师》，清华大学出版社，2018年，第31页。

应对模式。在原生家庭之中，家庭和家庭成员承受压力，彼此之间发生的生命事件，在年幼的成员心中会留下相关影像和记忆，包括求生存的信念和感受、未满足的期待。在生存受到威胁的情况下，人会发展出求生存的应对姿态和固有模式，每当类似的情境发生，这一套应对模式会自动启用。

心理剧是通过行动与剧的方式，将来访者的生命事件情境予以再现，用专业技术帮助来访者重新面对过去的生命场景，修复来访者被阻塞的行为、认知与情绪，转化其创伤的影像与记忆，进而建立来访者新的行为、认知与情绪。[①]

剧的原理是通过行动连同左右脑，再现生命情境。与平时自动化启用应对模式不同的是，在这个过程中，人是带着现在的力量应对过往的生命场景，以现在的视阈拓宽过往的视界，以现在的认知纠正过往的偏见，以现在的能量解决过往未满足的期待。

2. 角色的原理

角色是指适应社会时的一套行为模式。人在各种生活环境中，需要有各种角色来适应生活，例如孩子的角色、爸爸的角色、妈妈的角色等。在适应环境时，人会学习各种角色、取得各种角色，社会学称之为角色取得。在取得角色的进程中，自然而然累积成个人适应社会的各种角色。这些适应社会的各种角色，被称为角色目录。

---

① 游金潾、刘义林、冯辰锐：《社区心理剧指导师》，清华大学出版社，2018年，第22页。

角色就是与社会不同层面的需求相对应的应对方式，这种方式在长期的发展中具有固定的要求、标准和评价体系，是人性丰富和弹性的体现，也是本性具足的外在表现。因为人并非获得了某个角色，而是唤醒了某个角色。

有时候，我们会习惯性地扮演某个或某些角色，例如权威的角色、老师的角色、领导的角色、弱者的角色、被害者的角色等，这就是将自己的生命固化在角色之中，久而久之就会失去角色切换能力，我们称之为角色僵化。①

在中国，最常见的一种情况就是，妈妈是一位严厉的教师，习惯于扮演严厉教师的角色，在学校是严厉的教师，回到家面对丈夫是丈夫严厉的老师，面对孩子是孩子严厉的老师，以老师的方式面对和要求丈夫及孩子。她把严厉作为自己唯一的角色特点，她的生命被严厉的教师这一角色裹胁了，这对家庭生活十分不利，丈夫需要妻子，孩子需要妈妈，这些角色需求她都无法满足。对她而言，为了让家庭生活更加和谐，就需要拓展自己的角色目录，加入妻子和母亲的角色，如此一来，就能唤醒自己更为丰富的人性，角色切换和扮演也就能更加自然和富有弹性。从心灵剧场的角色理论层面来讲，就是协助来访者觉察自己僵化的角色，以当下的力量拓展自己的角色目录，唤醒新的角色以适应当下的环境，完善人格，更好地应对生活。

---

① 游金潾、刘义林、冯辰锐：《社区心理剧指导师》，清华大学出版社，2018年，第32页。

六、心灵剧场的架构及运行

心灵剧场是从中国传统文化的整体观和自然观层面理解个体，在萨提亚家庭治疗和心理剧治疗哲学的基础上，以萨提亚家庭治疗的五个要素构建纵向脉络，以心理剧治疗技术为横向延展，在萨提亚家庭治疗的纵向轴线上通过心理剧的演出不断深入主角的内在，完成内在深层次的转化。

心灵剧场的运行脉络，如图所示：

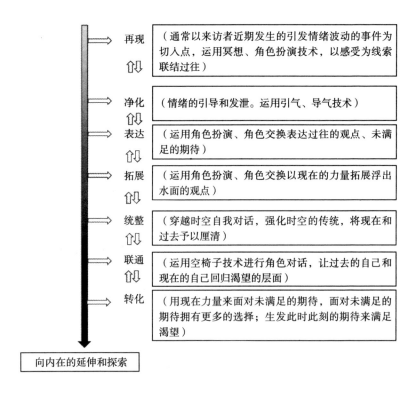

横轴表示向内在进行探索，从情境进入人的内在并逐层深入探索，在每一个层次中觉察过去事件所产生的影响，带着现在的力量，在时空统整的背景中，以心理剧的技术进行觉察、澄清、洗涤、拓展，实现各层次的转化，最终实现整体的净化和统整，完成深层次的场域氛围、知觉以及感受的转化。

采用心理剧技术的目的是在戏剧演出的过程中加强个体左右脑的联通，带着感受的线索更加真切地进入每一层，并在感受的气氛中进行角色演出，将彼时彼刻的观点和未满足的期待进行呈现，并以现在的力量对其予以拓展、澄清、接纳和转化。戏剧本身具有功能和力量，由感受和知觉所组成的生命影像会被带入生命之剧的每一个演出进程中，个体以行动的方式进入生命情境，重新体验生命故事中的行为、认知、情绪及身体觉知。角色原理在剧中的使用会促发个体唤醒更多的人生角色，拓宽自己的角色目录，让自己恢复柔性和弹性，回归人性的丰富性和多样性，激活自身的自发性，打破面对问题时固有的应对模式，以更多的角色和模式进行灵活应对，从而更和谐地融入生活并创造生活。

心灵剧场的运作和功能

1. 再现

再现的过程是带入情境的过程，是为了打开时空的通道，让人们能够将今天所受之苦伤与过往进行联通，找到苦与伤的根源，避免治疗只停留在表面的行为纠正上。再现如同投影生命影像，我们有机会再次进入这场影像重新演绎自己的生命之剧，不同的是，这一次我们是带着现在的觉知和力量在演绎。语言经过逻辑的加工，时常会以理智化的方式偏离情境，但在再现的这个阶段，左、右进行了充分联通，个体将以心理剧的方式突破限制。主角进入角色的那一刻，会激活内在的情感和认知，将角色的功能和能量带入其中，从而实现内在深层次的能量转化。

需要注意的是，角色扮演和角色交换与我们常说的换位思考有本质的区别。换位思考本质上还是思考的一种方式，是停留在理智层面的一种投射。而角色扮演则不同，角色本身具有功能和能量。扮演者进入角色的时候会激活自我内在的角色原型，并与后天积累的关于角色的知觉、情感进行融合，形成某种携带巨大能量的意象，在感知角色意象的过程中，带着这种能量进入治疗过程。

2. 净化

一般情况下，情境的构建和角色的扮演会引发主角较大的情绪反应，而戏剧的方式也会为主角情绪的产生和发泄营造空间。在该阶段，咨询师或者引导者帮助主角主动宣泄或释放情绪，并让宣泄尽可能地体现在行动和动作的层次上。宣泄的概念与中医平气的概念相似。中医非常重视气与情绪的关系。

气与情志（情绪）有密切的关联，如《内经·阴阳应象大论》载："人有五藏，化五气，以生喜怒悲忧恐。故喜怒伤气，寒暑伤形。暴怒伤阴，暴喜伤阳。厥气上行，满脉去形。喜怒不节，寒暑过度，生乃不固。"而《内经·举痛论》进一步说明了情志与气的关联："百病生于气也。怒则气上，喜则气缓，悲则气消，恐则气下，寒则气收，炅则气泄，惊则气乱，劳则气耗，思则气结。"具体是指：

怒则气上：发怒的时候，气容易上升。岐伯曰怒则气逆，怒容易使肝气上逆。

喜则气缓：它包括缓解紧张情绪和心气涣散两个方面。正常情况下，喜能缓和紧张，使营卫通利，心情舒畅。《内经·举痛论》曰："喜则气和先达，营卫通利，故气缓矣。"但喜过度，可使心气涣散，神不守舍，精神不能集中，甚则失神狂乱等，故《灵枢·本神》曰："喜乐者，神惮散而不藏。"

悲则气消：悲忧、悲哀过度，会引起心肺郁结，使人意志消沉，肺气耗伤。《灵枢·本神》曰："愁忧者，气闭塞而不行。"

恐则气下：恐惧过度，可使肾气不固，气泄于下，临床可见二便失禁，恐惧不解则伤精，发生骨酸痿厥、遗精等症。恐则气下，这是一种精神极度紧张而引起的胆怯现象。中医认为，恐惧过度会伤人肾气，所以《灵枢·本神》曰："恐惧而不解则伤精，精伤则骨酸痿厥，精时自下。"《内经·举痛论》："恐则精却，久则上焦闭，闭则气还，还则下焦胀，故气不行矣。"恐而伤肾，肾精不得上奉，当上者不上会造成该下者不降，所以说气下。

寒则气收：寒性收缩，阳气不得宣泄。寒在皮毛膝理则毛窍收缩，卫阳闭束，会出现恶寒、无汗等病。

炅则气泄：热则膝理开泄，荣卫通利，大汗淋漓，气随汗泄，所以说是气泄。

惊则气乱：突然受惊，心无所倚，神无所归，虑无所定，会惊慌失措。突然而来的大惊导致人体神志无法自主，会出现呆滞、木僵等状态。

劳则气耗：劳累过度易耗伤精气，症见喘促、汗出，继而倦怠乏力，短气懒言，精神萎靡，等等。

思则气结：思虑过度，伤神损脾，可致气机郁结。《内经·举痛论》曰："思则心有所存，神有所归，正气留而不行，故气结矣。"过度思考则聚精会神，而使气机瘀滞凝结。中医认为，思发于脾而成于心，所以思虑过度不但耗伤心神，也会影响脾的功能。

由上可知，七情与气的变化关系甚密，换言之，七情会造成身体的变化。从事心理治疗的过程即《素问·至真大要论》所言："帝曰：治之奈何。岐伯曰：上淫于下，所胜平之；外淫于内，所胜治之。帝曰：善。平气何如。岐伯曰：谨察阴阳所在而调之，以平为期，正者正治，反者反治。帝曰：治之何如？岐伯曰：夫气之胜也，微者随之，甚者制之，气之复也，和者平之，暴者夺之，皆随胜气，安其屈伏，无问其数，以平为期，此其道也。"以其要义言之，心理治疗的目的就是用心理治疗技巧让个案或主角达到心平气和的境地。心平气和，则精神内守百病不生。

心理剧中的宣泄方法在中医治疗中就是平气的过程。心理剧对气之宣泄最常用的技巧包括引气、导气、调气和平气。引气主要是指咨询师运用语言来引发来访者的情绪。导气主要是指运用行动的方式，配合语言的引导，宣泄来访者的情绪，但是这个阶段需要注意的是，不能让来访者沉溺在过往的情绪之中，要带着当前的觉察让过往的情绪在当下的时空中予以释放，用当下的力量进行洗涤和净化。

这一治疗过程可以让来访者将长期无法发泄的淤积进行疏通和净化，让掩藏在情绪背后的未满足的期待和局限性观点浮出水面，获得在意识层面进行拓展和改变的机会。

3. 表达与拓展

经过引气、导气，情绪得以宣泄、净化之后，那些深藏的局限性观点和未满足期待也就有了进入意识层面的机会。运用角色扮演和角色交换技术，在引导者的带领下让主角将真实存在但却没有机会表达的观点予以表达。这些产生自过往时空却一直对当前的情绪、行为模式带来影响的观点一经表达就会被当下的力量捕获，主角会在戏剧之中以当下的时空理解这些观点，并因对其所产生的根源有了感知而更加接纳和欣赏这些观点，将其纳入自我的整体，进而以现在的力量对其予以拓展。

表达未完成期待同样十分重要。幼年的时候，因为求生存的压力，人们通常选择将由渴望所生发出来的期待进行压抑，由此导致情绪的淤积。表达未满足的期待，就是通过戏剧的形式，让当下的自我以生命力的名义为过往的自我进行发声，以行动的方式对过往未满足的期待表示理解和认同，也将过往因未满足的期待而产生的羞耻、愤怒和受伤在角色的扮演与交换中予以呈现，进而获得认可、欣赏和接纳，实现自我的完整，联通过往与当下，让生命力重新流动，激活生命力的自发性，在应对问题时有更多的选择和更恰当的方式。

4. 区分

人之所以在当下的时空仍会受到过往时空的分裂和影响，在于过往从未在真正意义上成为过往，个体以发端自过往已经不适合现在的观点和信念来判断环境及他人，依旧在当下的时空中以未满足的期待来期待当下的人和事，因此过往便不能过去。它们只是在当下换了面目继续循环，因此有的人称其为命运。其实，过往对当下会产生影响，很重要的原因是我们对过往的态度，态度决定了能量的走向，态度越激烈则能量越聚集。因此，我们需要与过往进行对话，看看过往的真实，给予其理解、接纳、认可、欣赏和拥抱，才可能转化过往的态度，释放卡在过往的能量，实现能量的回归与流动。

需要注意的是，我们所做的是以现在与过往对话，在时空上将过往与当下进行区分，只有更好地区分才能更好地统整，也就是说，将过往纳入过往的情境予以理解，避免时空的混乱和纠缠。只有如此，才能以现在的力量接纳过往。

在区分阶段依旧沿用心理剧行动的方式开展工作，这是保证区分并非只停留在意识的层面，而是以感受为钥匙打开过往时空之门，将过往的时空与当下的时空连在一起。使用空椅子和角色交换技术，让现在的我与过往的我沿着"对过往的自我的观点和对过往的人或事的期待"为主题进行对话。

在观点层面将过往对自我的认知进行澄清，通常会以"我觉得你当时应该……""我觉得你是……"等开头，说明在观点层面对过往自我的否定和不接纳。之所以利用角色交换技术，是让主角以现在的力量进入过往的角色向现在的自己进行澄清，并获得当下时空的理解、接纳、欣赏和拥抱，从而实现观点层面的统整。这就如同一个孩子在三岁的时候努力去搬一块超出能力的大石头，搬不动的时候他就会觉得受伤，会造成自我价值的损伤，但是一旁的成年人能够理解孩子的局限性，也并不会因此而给予其较低的评价。

同样，过往对人或事的期待也需要利用空椅子技术和角色交换技术进行处理，让期待回归到过往的情境之中，看见期待产生的人性基础，才有机会对其予以接纳、理解、认可和欣赏，并使卡在过往期待中的能量回归渴望的怀抱，在当下的时空中生发出更符合情境的新的期待。

5. 联通与转化

如果说在区分阶段我们让过往的观点、信念以及未满足的期待获得了理解和接纳，那么要让它们真正成为自己整体的一部分，则需要以渴望的名义使卡在其中的能量回归生命力，只有能量回归才能消解过往的信念、期待。这个阶段，要在引导者的带领下，让主角带着现在的力量进入过往的角色，使未满足期待背后的渴望再次呈现，并以人性的需要理解和欣赏它，以渴望的名义安抚过往的期待，使卡在其中的能量流入生命的源泉，在渴望的光辉中达成过往时空与当下时空的联通和统整，从而在统整的基础之上生发出更多的选择和更符合当下的期待。

为了更好地处理未满足的期待，这里通常会使用空椅子技术，让当下的自我与过往的自我进行对话，以现在的自己理解和欢迎过往的自己，让渴望的光辉照耀过往的期待，完成更深层次的接纳、理解和欣赏，在自我的层面完成统整和能量的转化。

心灵剧场的运作举例

小布丁，男，三十五岁，工作中总会因为一些偶尔的错误被上级批评，从而引发一无是处的感觉，且长时间无法摆脱这种感觉对自己的影响。引导者利用心灵剧场与他进行沟通。

1. 再现

以小布丁最近所犯错误为切入点，引导者扮演上级的角色通过情境再现让其体验被批评之后的一无是处的感觉，并使其保持，运用冥想的方式按图索骥，回到他最初产生一无是处感觉的幼年。小布丁看到，五岁的时候，他在帮助父亲干活，但是总达不到父亲的要求，父亲骂他："这点小事都干不好，还能干啥！"小布丁描述道："觉得自己一无是处，很没用，很笨，身体好像僵住了。"

值得注意的是，这里运用了两次情境再现：一次是再现最近发生的事情，目的是引发真实感受；另外一次是以感受为线索再现幼年的情境，目的是为后续的沟通做好铺垫。

2. 净化

引导者让小布丁保持在自己五岁的时候，并仔细感受当时的情绪，小布丁说自己那个时候"很羞愧、羞耻，有很深的愤怒"。引导者运用空椅子技术进行引气和导气，将父亲请到空椅子上，让小布丁表达自己的情绪，因为是以三十五岁的小布丁进入五岁小布丁的角色，因此小布丁有力量向那时候的父亲表达自己的情绪，并将埋藏很深的从来没有机会表达的愤怒宣泄了出来，从而完成内在的净化。

净化的目的是让感受能够予以宣泄，让隐藏在背后的部分能浮出水面，从而开展下一步的工作。

3. 表达

在宣泄完成之后，小布丁的情绪趋于平和，引导者以小布丁五岁时候帮助父亲干活的情境为背景，让他在五岁的角色中对着父亲坐着的空椅子表达对自己干不好活的观点："我觉得自己永远也干不好这些活，自己没有办法干到父亲要求的地步，自己以后也不会干好这些活，自己很笨很蠢，自己很没有用处。"接着表达五岁时对父亲的期待："我期待父亲能够耐心一点，我期待父亲能够肯定我在努力干活，我期待父亲不要那么凶。"

4. 拓展

让五岁的小布丁和当下的小布丁就五岁时自己的观点进行角色交换并对话（通常情况下这种角色交换需要数次），引导者在一旁协助，确保小布丁过往的角色与当下的角色能够清楚转换。小布丁回到当下的角色时，引导者提醒道："一个五岁的孩子，你怎么看他当时干的那些活？"当下的小布丁对五岁的小布丁说："你当时能够很听话地帮助父亲已经很不容易了，而且你是很认真地想要把那些活干好，对五岁的你来说那些活真的挺难的。你不是蠢也不是笨，你只是太小了，以后就会发现自己还挺聪明的！"

这里利用了角色自带的功能和当下的力量让小布丁完成了观点层面的拓展和转化。

5. 区分

引导者继续和小布丁探讨过往的期待，小布丁清晰地表达了对父亲的期待："我期待父亲能够耐心一点，我期待父亲肯定我在努力干活，我期待父亲不要那么凶。"这些部分需要引导者记录下来，并与小布丁进行核对，明确它们是来自五岁的小布丁在帮助父亲干活这件事情上对父亲的期待。这些期待一直保留到了现在，需要在时空上进行区分。

引导者一般会问："这些期待来自哪里呢？你几岁？"让小布丁交换角色回到现在，再问："你现在几岁？你是做什么工作的？你拥有哪些成就？"确保在时空中有明确的区分。

6. 联通和转化

导引者带领小布丁在五岁的时候借由这些过往的期待来到渴望的层面，轻敲渴望，让他理解五岁时自己的期待。

导引者："如果当父亲能够在五岁时满足你这些期待，你会有什么样的感受？你会觉得自己怎么样？"

小布丁："我会觉得很好，很开心，觉得自己是被父亲认可和爱的，觉得自己很有价值！"

导引者："听起来你很想要被爱和有价值的感觉！"

小布丁："是的，我一直想要这种感觉！"

导引者引导小布丁回到当下的角色。

导引者："你现在三十五岁了，你都有哪些成就呢？"

小布丁："我经过努力考上了名牌大学，目前拥有一份不错的事业，家庭很幸福，爱人和孩子都很爱我……"

导引者："你觉得自己是被爱的吗？你觉得自己有价值吗？"

小布丁："我觉得自己是被爱的！也觉得自己挺有价值的！"

导引者："现在，你对面这位五岁的小布丁还在苦苦地哀求父亲能够爱他、肯定他，对此你有什么话要跟他说吗？"

小布丁："小布丁啊，那个时候你才五岁，你很期待爸爸能耐心地对待你，但是他那个时候太着急干活，没有那么多耐心，所以你会觉得自己很笨，觉得都是自己的错。但是我告诉你啊，你挺好的，很愿意帮助爸爸干活，而且你不是干不好一件事就会把所有的事情搞砸，人人都会犯错。你也不必一直要求别人肯定你，你被很多人爱着，你干得很不错，有恒心，有干劲，又愿意思考，你自身就很棒啊！……"

再次让小布丁交换角色回到五岁的时候，跟现在的自己（空椅子）表达："原来我自己还挺不错的，那我就放心了！"

导引者要求小布丁交换角色回到现在，并问："你最想对五岁的小布丁做点什么？"（以行动化促进和夯实统整）

最后，三十五岁的小布丁拥抱了五岁的小布丁（以抱枕代替），在内在意象上完成了统整。

从案例可以看出，心灵剧场遵循自然观和整体观，遵照整体生命力的自然属性，贴着主角生命力的需求和流动方向运行，以戏剧化的方式让主角在行动的过程中强化和放大自然性和整体性，角色扮演、角色交换、空椅子技术的运用保证了左右脑始终联通，角色的功能性和能量性、戏剧的特点保证了时空的统整，让当下的力量始终灌注于体验、改变的过程，促进了转化在整体的氛围中于深处各层次自然地发生，完全符合转化之要义，实现了人性的和谐和完整。

第十一章　萨提亚与诗

孔子以"《诗》三百，一言以蔽之，曰思无邪"对《诗经》进行了高度的概括和赞誉，而"歌以咏志，诗以传情"更是将诗歌于精神与心灵层面的表达功能予以了生动的阐述。中国传统文化的顶峰在唐朝，唐诗以几近文字美的巅峰创造了瑰丽非凡的精神世界，赋予山川江河或伟岸或柔美的人格特质。李白、杜甫、李贺、白居易等，一个个光耀千秋的名字，他们不仅仅记录了一个世界，更是用诗歌创造了一个世界。他们秉持千古以来的人文精神，从天地万物之间感受和汲取能量，也以天地万物来丰富和扩充自己，他们将心灵赋予天地，也将天地纳入自己的胸怀。中国历史上的无数文人雅士在数千年的时光里，以诗歌传承文明，也以诗歌创造生活，诗歌中记载着最真实、最伟大、最平凡的生命。他们得意时，以诗歌直抒胸臆，"仰天大笑出门去，我辈岂是蓬蒿人"（李白），"春风得意马蹄疾，一日看尽长安花"（孟郊）；他们落寞时，以诗歌浅吟低唱，"曾经沧海难为水，除却巫山不是云"（元稹），"问君能有几多愁，恰似一江春水向东流"（李煜）。诗歌成为中国文化最无邪的语言，积累着属于中华民族的精神财富。

当然，诗歌并非只属于中华文化，人类心灵所具有的共同特质在文学中以神奇的共时性滋养着不同地域、不同国家的人民。诗歌在所有人类文化中都占据着举足轻重的地位，以其他文学形式不能代替的方式源远流长。虽然东西方的文化和表达方式有着巨大的差异，但诗歌以最贴近心灵的方式几乎获得了所有人的一致认可。

钟情于人本主义和系统哲学的萨提亚也表现出对诗歌的热爱，并将诗歌中意象的作用延展至隐喻之中。她经常在著作中以诗歌和隐喻的方式描绘丰富生动的情境，促进左右脑的互联，促发个体领悟理论的精髓和要义。这一点如同禅宗对诗歌和偈子的运用，以文字的形式超越文字的局限，打通感悟的关键节点，让知识向着智慧转化。

一、诗歌的情境与萨提亚的核心要素

诗歌之所以拥有如此巨大的魅力和影响力，首先在于它能以简单的语句营造出直指人心的情境和氛围。明代胡应麟在《诗薮》中说："作诗不过情景两端。"可见，情与景对于诗歌的重要性。宋代范晞文关于诗词的情景关系有一个非常著名的观点："景无情不发，情无景不生。"这就道尽了情与景的互生关系。清代王夫之在《夕堂永日绪论》中说："情景名为二，而实不可离。神于诗者，妙合无垠。巧者则有情中景，景中情。"好的诗歌无论是先写景后抒情还是先抒情后写景，抑或是边写景边抒情，都能心与物融、情与景合。诗词的情境，就是作者强烈的思想感情（情、意）与生动的客观事物（景、境）相契合，即艺术表现中所创造的既不同于生活真实又可感可信，并且情景交融、神形兼备的艺术境界。因此，"意境""情景"都是情、理、形、神的和谐统一。①

情是内在的发生，景是外在的存在。情景是否和谐统整是诗歌评价的重要标准。这一点与萨提亚家庭治疗五大元素中的系统性非常契合。如同萨提亚对外在系统性与内在系统统整的注重，诗歌创作也要开放自我的内在系统与外在系统，将二者予以联结，在统整之中进行感与应，以达成景中有情、情中有景、情景互生、景情相融的美妙境界。此时，情与景并非简单的相通相融，而是构建出一个超乎情与景简单叠加的全新境界。在这个由诗句营造的全新境界中，景与情发生着动态的互动和能量的流动，生成了情与景之上的另一种精神真实。

此外，诗歌具有将内在付诸外在、内外相融的基本特征。诗人要写出好的诗句，不能一味地观察外在世界，外在的景只是为了服务内在的情，因此深入体察内在的情才是重点。譬如，李白的《静夜思》：床前明月光，疑是地上霜。举头望明月，低头思故乡。诗中，景与情自然融合，内在的情绪以景的方式模糊而又准确地流露和表达出来，景因为承载和融合了作者的内在之情，便不再是单纯的景，而化合成了意象。以意象的方式触动诗歌接受者内在的情，于是完成了以心传心的美妙过程。

细致深入地体察内在之情，与萨提亚家庭治疗五大核心元素中的体验性一致。情的体察是诗歌的灵魂和核心，是构建诗歌

---

① 陈伯海：《意象艺术与唐诗》，上海古籍出版社，2015年，第23页。

意境的动力。萨提亚将体验性称为进入内在历程的高速路入口。诗人在创作诗歌的过程中，细致入微地感知和捕捉那些本是晦涩不明的感受、情绪、情感，并将外在景作为载体，进行具象化的抒发。如此一来，情以景发，景以情生，情便以更为清晰的形式被诗歌语言化，景便以更为准确的形式被诗歌情绪化和能量化，由此在系统之中形成了体验的深入和能量的流动转化。从这个角度来讲，诗歌本身就具有深度的心灵治愈功能，这就不难理解孔子所说的"思无邪"，也能从诗歌之中看见一个个真实而生动的灵魂。借用诗歌与情境的关系可以更好地理解萨提亚对感受的珍视，通过感受进入人的内在世界，通过读一个人的诗作接近一个人的灵魂，语言会撒谎，感受不会，诗歌亦不会。

情境也体现在萨提亚家庭治疗的其他三大要素中，并贯穿于家庭治疗模式的始终。无论是积极正向的取向，或是聚焦改变的过程，还是运用自己的坚持，都离不开情境。情境是生命得以显现的环境，以自然性和统整性包孕生命力，让能量在其中获得转化。

二、诗歌的意象与萨提亚对隐喻的理解

诗歌的创作过程是自我与内在、外在系统深度沟通，并将自我之情与外在之境深度融合的结果，这一过程中蕴含着中国传统文化所看重的感应。内在之情与外在之境的相互感应产生了能量的流动和转化，赋予了诗歌无穷的生命力。

"感"的本义源自《易经》第三十一卦咸卦。咸卦的意象与卦辞呈现出一种特殊的气氛："天地感而万物化生，圣人感人心而天下和平，观其所感，而天地万物之情可见矣。""应"的本义为从心而应，与《易经》第六十一卦孚卦有关，是内在真理的自然呈现。因为内心真实且呈现深邃之感，集体无意识之中的真理和智慧会自然而然呈现，成为能量转化的轴心。这如同萨提亚所提倡的转化并非只是指行为层面的改变，更注重内在的转化。在这个感应过程中，意象是内容，也是载体。诗的发生到诗的接受，就是创作者心中的意象生成到诗歌接受者脑海里的意象再造的过程。意象是源自心的语言，是内在能量状态的具象化表达。意象被集体无意识激活后，在内在情境中升腾并被意识捕获，搭建起内在和外在能量流动的桥梁。意象具有能量，在感应的过程中进行传递，能量也随之流动、交换和转化。意象的能量直接来源于心，能够越过意识的加工直接达成心与心的感应，如同场与场之间能量的影响和传递。

此外，诗歌意象能够在内在与自我之间创造一个空间，这个空间属于自我但又高于自我。诗歌意象的素材来源于被内化的境，它与个人的意识经验有关，但又超越了意识经验。诗歌意象来源于被触发的集体无意识原型，它与人类集体的智慧有关，能够超越个人意识的限制，因此，诗歌意象创设的空间超越了语言表述的局限性。这个空间来源于集体智慧的能量，在被创作者捕获并与外在之境碰撞融合之后形成，具有集体性和普适性。诗歌创作者和诗歌接受者都能从这个空间中得到感悟和启示，汲取能量并获得滋养。笔者在学习萨提亚家庭治疗理论和自我体验的过程中曾经触碰到自己内心最深处的小孩原型，深入体察和感受后创作了一首诗歌，来描绘被激活的力量和被触碰的意象。

命运之孩

你晕染了我所有故事

你是所有故事背后的命运

你在欢笑的背后

你在愉悦的侧面

你在睡梦的中心

你眼中含着整个秋天的清冷

你身上散发所有冬天的孤寂

你凝结了所有孩子的落寞

就在我内心最深处的水底

仰头看着

我无法拥抱你　也

无法远离你

你透过我　成为我

如同命运的颜色

你与我

在繁华的角落

你与我

在炙热的沉默

我的一生
都浸润在这样的颜色
谈不上厌恶　亦
谈不上喜欢
行走在时间的旅途
至少有你为伴

怦然腾起烈焰
刹那霜冻夏天
以脆弱抵抗钢铁
以褴褛蜷缩世间
在你的眼中
一尘不染

你是我的泪腺
悲悯人生艰难
也许不值得
幸得以你　为伴

你在我最深处的水底
仰头看着
我无法拥抱你　亦

无法远离你

你渲染我所有故事
让我钟爱秋天与冬天
也许一生与你为伴

我的　孩子
在繁华之中
着　破烂
衣　衫

　　萨提亚善于运用意象帮助个体改变内在的情境和能量的转化。萨提亚在治疗的过程中大量使用隐喻，并将隐喻看作辅助治疗师。通常，她想要获得一些特别的意义时，就会使用隐喻。隐喻可以在她与来访者之间创设出一幅图画，此时，图画与诗歌创设出的意象类似。隐喻创造出的图画超越了言语功能的局限，并开启完全不同的深层次改变过程。萨提亚用隐喻来传达意义，在此过程中，隐喻的图画和意象是直觉的产物，能够让左右脑始终处于联通状态，人带来画面，激活感觉、视觉、听觉和触觉的同时，让它们处在意识的光照之中，为大脑提供一个意象。这个意象可以提供知觉改变的过程，为深层次的转化提供情境和氛围。

　　萨提亚用隐喻来催化案主对已经拥有或所知的全面性加深了解，使其有所顿悟。譬如在帮助迟疑不决的案主时，告诉他

（她）："你是否有过这样的经验，你认为你不知道该如何着手的时候却发现其实你以前曾经做过？"之后，萨提亚以隐喻的方式激活案主更多的层面："我记得我曾经想开垦一座花园，却无法决定种什么，于是，我把精力花在思考种什么东西上，却忘记了垦地，忘了播种的时机。"

三、诗歌与隐喻的开放性特征

诗歌与隐喻都具有开放性，能够在别处创设空间，空间之中隐含着丰富的资源和财富，以一种模糊的不确定性呈现，让个体突破防御和意识限制，这为重构提供了素材和情境，进而促发个体萌生契合自身独特性的体悟。萨提亚说，隐喻至少有两个功能：带来了某些事情发生的可能性，完全转化了当时谈话的情境。因为萨提亚不愿过多地陷入问题，让个体进入僵化的情境和线性思维的误区，让左脑参与进来，让更为全面的情境进入直觉，个体会改变内在的场景，转化能量。

诗歌与隐喻符合中国传统的象文化。象文化是一种直觉文化，是大脑作为参与主体超越事物表象、获得整体规律性把握的方式，从而将更多的可能性以意象的方式传递给个体，让个体能够主动寻找自我的意义并开启自我重构的过程，而不是以一种确定性的方式进行灌输。对同一首诗歌或同一个隐喻，不同的人会有不同的理解和感悟。因此，获得隐喻的人或欣赏诗歌的人会在多个层面进行自我运作，激活内在丰富的心理因素，进行自我内在情境的重构，以完成深层次的转化。象文化也具有开放性和系统性。它不提供确切的答案，而是提供一个流动的系统。诗歌和隐喻所呈现的意象是系统的和动态的，如"道心惟微，人心惟危"，它强调积极预期、知觉、感受和可能性，并以此促进改变的发生。

　　笔者是诗歌爱好者，习惯用诗歌来表达内在的情绪和情感。笔者对萨提亚家庭治疗的学习属于体验性和历程性，随着学习、体验和咨询的不断深入，内在有许多的触动和改变，并以诗歌的方式进行记录。在学习和咨询过程中，笔者也发现，诗歌能够突破某些语言的局限，带给自己和他人意想不到的感悟及变化，因此产生了对诗歌与萨提亚家庭治疗的思考和研究。本章将部分诗歌予以收录，希望能够以文字的形式带给读者更多超乎文字的意象，在左右脑联通的基础上引发大家更多的感悟和思考。

四、生活感悟诗歌和督导感悟诗歌

生活感悟诗歌

真实之美

匆忙地想成为

我们用他人要求自己

甚至自制了刑具

来砍削不符合的身体

不顾这鲜血淋漓

那些嫉妒、羞愧

以及所有你不情愿承认的肢体

你给她们丑陋的名义

然后

望着"更好的自己"和

他人的赞许

举起标准的利刃

将她们杀伐殆尽

然后以自己的残躯献祭

期待

把想象中的"美好"换取

可你并不知晓

湖面中

你的面目早已破碎不已

而生命也迷失在

虚幻的期待里

幸好

心灵永给你

回家的机会

扔掉那带血的利刃

就待在原地

让那些曾被你

杀伐、驱赶的部分

在完整的感召下重新降临

给那些你从身上剥离的血肉

以容身之地

以生命的勇气

让他们重回身体

为自己找安全一隅

以平等的眼睛去温柔她们刚回家的恐惧

珍视你的每一寸存在

包括那些你以为的"丑陋"和"肮脏"

听见她们委屈的呼唤

来到最真实的生命

把每一处肌肤轻轻触碰

所有的你的存在都如此生动

如同刚刚出生

在人的圣光之中

为你轻轻歌颂

这赞美的歌声

不是因为你完美

不完美才是

独特的生命

当你看见这些

众神便在云端

为你默念

"那些你憎恨的

才能

让你闪耀

闪耀真实之美

无尽光荣"

亲爱的自己

我怀念

我甚至已然忘记

在澄澈的河里畅游

清白的自己

我怀念

我甚至已然忘记

在无垠的草原上奔跑

欢脱的自己

亲爱的自己啊

是我背离你

追逐在他们所说的快乐里

当那些绳索

勒入我的骨和肉

与我成为一体

他们在我脸上烙上

人生　这样的印记

然后

集体叹息

可亲爱的自己啊

虽然思维是软弱的

但你赐予了我勇敢的心和诚实的身体

不然为什么

在独处的黑夜

想要挣脱坚硬的华丽

所以你才来我的梦里

告诉我

亲爱的

闭上眼睛　张开双臂

去吧　抛弃为什么　忘记去那里

去吧

去停驻或远行

去听海或看星

去吧

去简陋或繁华

去欢笑或痛苦

在意你的在意

欢喜你的欢喜

勇敢爱上

一片叶子、一朵小花和一粒沙子

去吧

带着心和身体

遵循真实的感受按图索骥

亲爱的自己

让我寻找你

拥抱你

从此

我不是在河里畅游

我就是那澄澈的水

从此

我不是草原上欢脱

我就是那千里的风

我就是　我就是

最初的涌动　最纯净的光明

亲爱的自己啊

让我就在此时寻找你

让我就在此刻拥抱你

从此

不离不弃

生命之剧

你以何种面目

行走在人生之旅

穿过时间与空间

哪些留下了

哪些逝去了

故事

每一秒　都在发生

午夜梦回

你

哭着　还是　笑着

忘不掉的

成为重复上演的剧

破碎的自己

封印在不同的角色里

所以

你以何种面目

行走在人生之旅

以彼时彼刻的疼

疼着现在的你

以彼时彼刻的苦

苦着现在的你

撕裂

似乎成为故事的目的

午夜梦回

是谁在偷偷哭泣

停一停吧

即使是因为痛的　不能呼吸

就循着这苦的来历

去再演一场剧

只是　这一次

不再让混乱继续

不再被动逃离

在这舞台上

以我为人的勇气

请

让我痛的

让我恨的

让我遗憾的　及

让我离不去的

站在我面前

我要直面你们

来吧

这一次　不逃避

用恨我的语言说恨我

用爱我的语言说爱我

我也要把让我痛和苦的

用表情　用身体　用言语

痛快淋漓

来吧

大哭　大笑　呕吐　喘息

都可以

带着现在的力量回到戏里

以现在经历过去

带着更全面的眼睛回到戏里

以真相经历过去

承认那些真实的　苦　痛　别　离

还有　那些

过去不曾被发现的

隐秘而温暖的爱

让站在我对面的

痛的　恨的　遗憾的　离不去的

回归原本的意义

待这些扭曲的众神

重返神龛

我也许要最后一次拜祭

然后这一次　我执掌权杖

以完整之名

送别该送别的

留下该留下的

撕裂的灵魂　在

神圣之光中沐浴

听一声　重生的啼

那些灵魂的封印

燃作祝福的火炬

圣婴的光芒

在完整的心中绽放

昨日的故事

以今日的方式完结

昨天的伤口

以今天的泪水洗涤

火与焰

是来自第三者的祝福

他们说

痛彻心扉

是对于生的祭祀

苦不堪言

都是意义

今日

戏剧　落幕

曾悲苦的人啊

转身　即是

菩提

真实成长

终于可以

把那些尘封的故事

从深井中打捞

晾晒发霉的斑点

安然地将这些纳入生命

终于可以

把那些驱赶的肢体

从黑暗之地召回

清洗肮脏的血迹

安静地将这些回归身体

然后

以人的勇气

给予他们真实的名义

终于可以

回到真实的自己

把所有意义看得清晰

才有机会看见

那些"不好"给你的赠予

她们

让生命在最脆弱的时候

渡过危机

即使你现在已然成长

她们依旧"笨拙"地

保护你

不离不弃

即使你

望向"更好的你"

一遍遍举起利刃

将她们驱离

她们并不知道

这样的爱

妨碍了你成长的希冀

所以

请在那些打捞的故事中

请在那些破碎的肢体中

看到往日爱的痕迹

所以

请告慰她们的疼爱

用已经成长的力量

让她们放心

去挑选另一种方式应对

而不是为再一次扑进

她们年迈的怀里

羞愧不已

只有回到真实的自己

才能获得忠实的气力

即使满面尘泥

依旧能得到

生命的赋予

把根扎入真实的土壤

享用真切的滋养

经历四季的真相

让属于自己的花儿

在岁月的青藤之上

自在

开放

督导感悟诗歌

看　见

我看着你

并非只看着你

我用我来理解你

那些你的伤痛如我亲历

去哪里　我愿意

因为我看见的不仅是那些伤痛

更是你与生俱来的生命　还有

你在黑暗中的跋涉与不屈

因此我才能

一面因你的悲伤而悲伤

一面因你的力量而力量

我看着你

并非只看着你

我看见的是你的全部

我将慈悲予你的伤痛

我将坚信给你的生命

即使过往迷了你的眼睛

我也会目不转睛地看着你

好让你在泪水之后

透过我的眼睛

重新看见你自己

看见你

曾在荆棘中跋涉

看见你

曾在冰原上饮雪

看见你

以生命之名

全部所做的

并非我带给你什么

你自己就有英雄的全部

而我

只是看见你

如此而已

坚定不移

那个孩子

hi　那个孩子

你还在那个夜里哭泣

是怎样的伤痛

让你找不到回家的路

伸出的小手　依旧

固执地讨要着

hi　那个孩子

你一定很累吧

hi　那个孩子

你一定很痛吧

hi　那个孩子

你一定伤痕累累了

在你哭泣的夜里

时光也不过是重复的旋涡而已

hi　那个孩子

我好想看看你

以现在的自己

带着今天的阳光与力气

去你的夜里

轻声呼唤你

慢慢搂你入怀

在你耳畔　告诉你

hi　小孩

你已经很努力

hi　小孩

你讨要的我可以给你

hi　小孩

我可以照顾好你

hi　小孩

牵着我的手

跟我回家

以今天的名义

穿越过去

在黑夜的背面

找到意义

让生命自己带路

我们回家

hi　小孩

在归家的途中

我要告诉你

我是你的今天

你是我的过去

生命的呼唤

没有人真的放弃

我曾在最深的夜里

看见过他在哭泣

醉倒在泥泞之后慢慢爬起

我曾在最毒的烈日下

看见过他在恶语

擦干眼泪又笑着走进尘土里

我曾看见过最瑰丽的珍珠

也曾看见过最低微的泥块

如同你　我　他

行色匆匆在人海中穿行

没有人真的放弃

有人愤怒地指责

有人卑微地乞要

有人无谓地逃跑

有人沉浸在头脑

如果你去过他们的世界

你才知道费尽一切

不过是生命的呼喊

他们说我需要

需要关注

需要尊重

需要爱

需要被看到

如同干涸对雨露的渴求

如同黑暗对光线的追逐

没有人真的放弃

因为这是生命的权利

唯有坚定的信仰

生命向上

才能透过生命的万象

听见生命一直在呼喊

我曾看见过

冷雨打熄了火焰

但我知道他一定会以其他方式点燃

没有人真的放弃

今夜的雨

今夜的雨从故事里来

有些滴进心里

有些滴在窗外

有些打湿了眼睛

有些感伤了胸怀

也许顺着我的眼泪向下

你就能看见我最初的那一场雨

它是如何的落下

幼小的我　躺在雨地里

还是睡在屋檐下

然后再尝试着去看

我故事里的每一场雨

哪些具有诗意

哪些让我恐惧

也许逆着时光方向

你就能看清我在雨中的模样

透过朦胧的雾气

看看我眼中

是惊喜　还是哀伤

今夜有雨落下

这不仅是今夜的雨

甚至这都不是雨

是我所有欲盖弥彰的过去

也许你需要走进这一场雨里

走进我所有的雨里

才能看清我的悲喜

今夜有雨落下

几滴在窗外？

几滴在心里？

我以我来懂你

生活就是这样

给了风景　也给了

严寒　酷暑　风霜

过往是无人幸免的伤

划破过我的肩

也

模糊过你的眼

我擦洗过一脸的污泥

才知道你多么渴望荣光

我曾梦过深渊的绝望

才知道你深夜街头的游荡

所以

你痛着

我才能去往你的悲伤

所以

你哭了

我才能捧住你眼泪的重量

我不是旁观者

我以我来懂你

懂你

每一缕细微的颤抖

懂你

每一次沉重的呼吸

懂你

所有作为人的

脆弱和恐惧

我以我来懂你

唯有如此

我才能靠近你

完成"人" 一撇一捺的期许

唯有如此

我才能坚信你

如同坚信自己

坚信生命能以同样的方式

呈现不同的意义

唯有如此

我们才能看见纷繁的表象之后

唯一的美丽

因为我

以自己来懂你

生活就是这样

睁开眼睛

看见自己　看见你

是你教会我

当夜晚降临

我看见黑色和星空

你说

亲爱的孩子

这是孤独还有美丽

当夏日重返

我看见烈日和淋漓

你说

亲爱的孩子

这是炙热还有浓烈

当我哭了

你说

亲爱的孩子

这就是难过

当我笑了

你说

亲爱的孩子

这就是快乐

我不是天生就是一个"人"

是你教会我成为一个"人"

你皱眉

我知道了痛苦

你离开

我知道了失去

你拥抱

我知道了安全

你给我所有的温暖以爱之名

你给我所有的失去以悲伤之名

你让我小心翼翼地触摸

这世界真实的一点一滴

让我在炉火旁轻轻微笑

让我在风霜里裹紧衣袍

让我在每一分一秒

可以将存在的证据找到

所以

你知道么

当你离开时

我尚未学会

作为一个人去活着

当夜晚降临

我看见黑色与星空

那是什么？

当夏日重返

我看见炙热与淋漓

那又是什么？

我在炉火旁　只有皮肤烤热

我在风霜里　只有手脚皲裂

我胸中拥堵着

这又是什么？

我只看见眼泪

滴落

生命之舞

当我遇到你

我是多想和你一起

在此刻的旋律中共舞一曲

注视你的眼睛

听着你的呼吸

踏着时间的针脚

在每一个踢腿　转圈之中

表达自己　感受你

可当我听到此时的音乐

却迈出以前的舞步

因为　我听见所有的乐曲

都会拨动旧时的心弦

我听不见现在的伴奏

看不见现在的舞池

一如过去每一刻般

跳出僵硬的舞步

踩疼了你　弄伤了自己

不如

让我们慢下来

用跳舞的渴望

把耳朵和眼睛从故事里

解救出来

看着自己　听着自己

看着对方　听着对方

再试探着

在此刻的旋律中

用现在的力量

迈出新的一步

迈出每一步

在转圈　在踢腿

在扭身　在抬臂

每一个动作

都以现在的自己

酣畅淋漓

用生命原本的渴望

就在此刻

跳一曲

最深的夜

他停驻在

你夜色的最深处

那是无人企及的灵魂之域

他是孤身一人的王

他是没有玩伴的孩童

他拥有对星光的无限向往

他也害怕骤然而至的光亮

他渴望敞开

却又逃避拥抱

当他如此矛盾和古怪

你是否也失去了耐心和期待

任他停留在你最深的夜色里

只在最偶尔的梦中

喃喃自语

其实

他也说不出来

就如同

他心中的悲伤

只能在最深的夜里躲藏

因此

当一只没有意图的

萤火虫

无意间对他的国度　造访

带来最不起眼的光

他竟如此珍视

最孤独的黑夜里

最微弱的光

成就了最温暖的相遇

这若有若无的光

没有刺伤他的孤独

而是

拥抱着他的孤独

这轻柔明灭的光

没有驱赶他的国度

而是

热爱他的国度

这世界上最弱的光啊

第一次走进你最深的夜里

告诉王与孩童

这里的夜色很美

我愿意以最弱的光

融进这里

以光的方式　理解这里

或许

这是第一次

让他

以光的方式热爱黑夜
这世界上最弱的光啊
第一次走进你最深的夜里

我在这里爱你

你爱我吗？
爱啊！
我不相信！

我哪里有什么值得爱呢？
那些闪着光的人才值得啊
所以等着我像他们一样
再来爱我吧
我哪里有什么值得爱呢？
那些高大的人才值得啊
所以等我长高到他们那样
再来爱我吧

所有人都这么说
我以为这就是真实的世界

可你啊
你说

我爱你啊

我爱现在的你啊

我爱　虽然矮小但努力的你啊

我爱　虽然平凡但认真的你啊

我爱　虽然没有光环但执着的你啊

我爱　虽然贫穷但良善的你啊

我爱　我爱　连你都不爱的你啊

可你啊

你说

我爱你

即使连世界都远去

但只要有你

坚定地站在那里

说

没关系

我知道你

我知道你所有隐藏着的不容易

我知道你所有背地里的努力

我知道你　从未曾放弃

可你啊

你说爱我

你说

没关系

我就在这里

就在你的生命里

不离不弃

爱你

因为我知道

你本来就

如此　美丽

我啊　依然在犹豫

可看见坚定的你

怎么　眼里

突然有了　泪滴

我所失去的

我的生命是什么

当所爱之人离去

我所失去的

是心碎了一块

随之而去的

是这部分的意义

如父亲是山　母亲是河

若他们离去

山　便塌了

河　便枯了

我从此

以什么　去

感受山的刚强和雄壮

我从此

以什么　去

感受河的接纳和宽广

我所失去的

是生命的感受和意义

是我生命前行的力气

因此

当所爱之人离去

我的一部分也随之而去

因为再也无法以

失去的　去获取

再也无法

在山前依靠

在河中饮饱

我的生命是什么

当所爱之人　突然离去

我所失去的

是心

碎了一块

慈悲之泪

我遍阅人间的苦难

那些在其中挣扎的生命

一次次让我动容

低下头，用我的身体去体验

你那被火焚烧的痛楚

低下头，用我的心去体验

你那被拉扯的撕裂

低下头　我流泪了

这泪水啊

不是对苦难的屈服

也不是对苦难的认同

这泪啊

是对苦难的理解

我低眉的泪水中

倒映着在苦难之中挣扎的生命

让我动容的并非苦难本身
是苦难里才呈现出的
生命张力啊

我用这一滴泪去献祭
祭祀那苦难之中的伟岸
在垂首滴落的第一滴泪中铭刻
人的无限就在
苦难背面

所以我这泪水啊
并不是因为苦难
而是那些原本
脆弱的天性
与苦难直面
即使受尽折磨
也在拼命
寻找 为人 的
尊严

我遍阅世界的苦难
这泪水啊 却
并非因为苦难
我低下头

细微的花火

其实，我要的并不多
如果在我的黑夜里
偶尔出现了一朵花火
我只期待有一声轻轻的
惊叹
可失望了太多次
那些愤怒、委屈和不甘
逐渐成了我皮肤下的伤
凝结成黑夜的壳
期待　失望
无限循环的撕裂　太痛了
因此　我对全世界说
不要了！

于是你们看见的我
不可理喻　无可救药
呼！
果然如此！

其实我要的并不多
如果在我的黑夜里

偶尔出现了一朵花火

我只期待有一声轻轻的

惊叹

哪怕只有一人透过我的伤与壳

将这细微的花火

看见

也能让我在那一刻

体会做人的喜悦

其实我要的并不多

若能将我细微的花火看见

你就在我身边

在我的伤与痛旁边

或许因为害怕

我会否认

我会拒绝

但请不要放弃

请坚信生命的执着

我要的并不多

只期待一双不同于这世界的眼

透过不可理喻与无可救药

看见我细微的花火

让我体会为人的喜悦

若你能用这不同于世界的眼看着我

看见我生命中那细微的花火

一朵　一朵

我一定会

用不一样的方式

和你一样

来爱我

慢慢的　慢慢的

将该拥抱的拥抱

将该告别的告别

其实我要的并不多

是什么让我这样

你看见我的模样

我疯狂地嘶叫或退缩在角落

全世界都以这样的我对待我

可是

我并非生来如此

我曾渴望妈妈温暖的怀抱

可是　她推开我　跌了一跤

倒在地上的我　理解不了

比身体更疼痛的是　心啊

是了　一定是

我　不够好

我曾渴望爸爸坚实的依靠

可是他看不见我迎上去的微笑

看着他背影的我　理解不了

比眼睛酸楚的是　心啊

是了　一定是

我不够好

我最自然的渴望

温暖的怀抱

坚实的依靠

得不到

我退缩在角落或　疯狂地嘶叫

全世界流入我心里

都生成

又苦又疼的味道

我不够好

可是我原本不是这样的

我只想要

妈妈抱一抱

爸爸靠一靠

好让世界不再

这么的绝望难熬

所以即使

我退缩和嘶叫

也请看见我

如此　想要

有人站在我旁边

当天突然黑下来

世界　惊慌失措

如果有一双手

轻轻搭在我肩

如果有一个人

悄悄站我旁边

也许是给我方向

也许会给我力量

这都不重要

重要的是

我不　孤单

当天突然黑下来

我最怕的是

一个人将整个黑夜

承担

如果有一双手

轻轻搭在我肩

如果有一个人

悄悄站我旁边

愿意　给我一点时间

让我将恐惧看见

让我将委屈释放

让我以完整的方式承认　这黑夜

我就会有方向

我就会有力量

此时　不论你是什么角色

我知道

你在我这里是一个人

我在你那里是一个人

两个人站在一起

我就有了

人间

你以什么样的方式伸出手

你以什么样的姿势站旁边

都　好

附录 运用萨提亚模式治疗失恋问题的案例报告

失恋是大学生常见的人生议题。本报告是咨询师运用萨提亚模式对一名因失恋而导致的一般心理问题进行的心理辅导。经过七次辅导，有效缓解了来访者的负面情绪，帮助他提升了对自我的理解和接纳程度，达到了咨询的效果。这证明，用萨提亚治疗模式解决大学生因失恋引发的发展性问题是比较有效的。

一、一般资料

人口学资料

李某，男，二十岁，汉族，机械专业大学二年级学生。身高一米六八，体态正常，无重大躯体疾病史。父亲为高中教师，母亲无业，哥哥在重点大学读研究生，家庭经济状况一般。经调查，家族无人格障碍、其他神经症性障碍或精神病史。

个人成长史

来访者性情温顺、内向，不爱与人交往。父亲对他比较淡漠，母亲比较关爱他。父亲严厉，不苟言笑。母亲性格懦弱，任劳任怨。来访者在小学、中学学习很刻苦，但成绩一直处于中等水平，高考第一年失利，经过复读考入我校。进入学校后，专注于学习，学习成绩中等。哥哥一直学习成绩优异，考入北京重点大学并被保研。父母和亲戚视哥哥为家族的骄傲，经常将来访者与哥哥进行对比。来访者在大二被同班一女生追求，两人很快建立恋爱关系。恋爱关系维持三个多月后被分手，来访者情绪抑郁。当发现女生对分手这件事没有丝毫的情绪波动，并在碰面后对自己无动于衷，来访者情绪临近崩溃。

精神状态

注意力稍有分散但仍能集中，言语低沉但能够清楚表达，感知觉较好，逻辑思维正常。因为失恋，情绪低落，情感表达自如一致。

身体状态

自幼身体状况良好，未发现躯体疾病。

社会功能

人际关系一般，掌握的交往技巧较少，虽然希望与人交流，但总是担心不被接纳。在娱乐活动方面，偶尔打打游戏，但不沉迷。最近一个月，情绪低落，经常失眠，一想起前女友对自己的态度就伤心落泪，学习效率有所下降。

心理测验结果

①《焦虑自评量表SAS》测验结果：总分56分，超过标准分6分。
②《抑郁自评量表SDS》测验结果：总分71分，超过标准分18分。

二、来访者的主诉

个案首次咨询呈现的是失恋问题，情绪一直低落，心烦意乱，经常性哭泣，伴随身体不适。自己待在床上，不愿意出门，持续了一个月时间。

这是我的初恋，而且是被追求的。在被表白的那一刻，自己感觉心脏快跳破胸膛了，呼吸都要停止了。那一刻太美妙了。在恋爱的过程中，无论她提出的要求多么不合理，自己都会尽最大的努力去满足，就喜欢看到她满足的笑容，觉得特别有成就感，也会觉得自己特别重要。有一次，问她到底喜欢自己什么？她说喜欢我认真学习的样子。那个时候特别开心，甚至有点感动，好像突然发现原来自己也是有优点的。但是美好的事情总是不能长久。不知道为什么，慢慢地她就开始对我冷淡起来，好像我做任何事情都没有办法获得她的欢心，她也渐渐刻意疏远我。越是这样，我就越想多为她做点事情，引起她的注意，却往往弄巧成拙。自己也知道这样太贱了，可就是控制不了想要这样去做。没多久，她就发微信说要分手，我想约她出来谈谈，她不理我。平日碰见也假装没看见。我实在忍受不了她对我这样的态度，想起她来就觉得揪心，晚上睡也睡不着，想也想不通，实在是太煎熬了。

三、咨询师及他人的观察

咨询师的观察

来访者衣着整洁，情绪低落，神情落寞，声音低沉，语言表达较清晰，无智能障碍，自知力完整，有强烈的求助意愿。

来访者同学的陈述

最近一个月以来，除了上课之外基本不出宿舍，常说自己不想吃饭，失眠，精神萎靡，发现他在洗手间偷偷哭泣。上课有走神的情况。

四、对来访者的评估和个案概念化

分析评估

来访者提出的主要问题：情绪抑郁，注意力不集中，失眠，等等。

资料的可靠性：可靠。来访者自知力完整，求治欲强，态度恳切。陈述的主要症状与同学所陈述的内容基本一致。

来访者问题的性质：按照心理正常与心理异常区分的三原则，来访者的问题不属于精神疾病。理由是，来访者主客观统一，表现为问题的出现有一定的诱因（失恋），自己对症状有良好的自知力，并因内心冲突感到痛苦，主动寻求帮助。来访者抑郁的情绪表现、认知和意志三个方面是协调一致的。人格特征相对稳定。另外，时间只有一个月，社会功能受到了一定影响但不严重。生理功能基本正常。因此，来访者的心理问题属于心理正常范畴。

求助者心理问题的产生，主要有如下几方面原因：

①生物因素。

二十岁，男孩。

②社会因素。

父亲对他态度淡漠，家中有优秀的哥哥经常与其进行对比，一直以来寻求关注的期待比较多，进入大学后在恋爱关系中获得了期待已久的关注，失去后对其冲击比较大。

③心理行为因素。

认知因素：只有别人的关注能够让来访者体会到自我价值感，女朋友对来访者的态度决定了他价值感的感知。来访者存在当别人欣赏自己，自己才能体会到自己价值的不合理观念。

情绪情感表现：被抑郁情绪困扰，缺乏对自己的理解、肯定和接纳。

意志行为：通过讨好的应对姿态获取别人的关注，无法通过这一模式获得自我价值的肯定时，就会陷入低自尊状态。

个性因素：希望获得肯定，性格内向，不善交往。

诊断及诊断依据

初步诊断：一般心理问题。

诊断依据：其一，来访者出现的抑郁、焦虑等是由现实因素激发的。其二，抑郁、焦虑情绪持续时间短，只有一个月。其三，正常的生活、学习受到了一定影响，但不严重。其四，抑郁、焦虑情绪主要局限在失恋事件上，情绪反应尚未泛化。

个案概念化

依据萨提亚转化式系统治疗理论，笔者分别绘制了来访者的家庭图和冰山隐喻图（见图1、图2）。来访者的童年生活纠缠和疏离在父母关系之中。父母将关爱都给了能够给家族带来荣誉的哥哥，对来访者的需求是拒绝和疏忽的。来访者内化了家庭规则——只有足够优秀才能被关注，发展出讨好的求生存模式。来访者认为，唯有通过努力，做到父母认为的好的标准，才能获得少许的关注，维持生存的需求。"足够"好成为来访者在人际关系中寻求关注的一种方式。通过讨好获得关注成为来访者感受自我的唯一途径。来访者内在深层次的观点是：我是不值得被爱的；

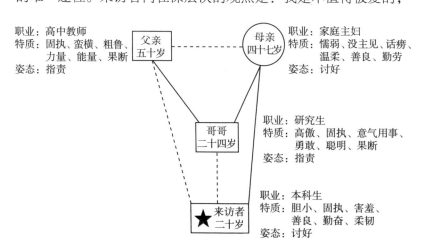

职业：高中教师
特质：固执、蛮横、粗鲁、力量、能量、果断
姿态：指责

父亲
五十岁

母亲
四十七岁

职业：家庭主妇
特质：懦弱、没主见、话痨、温柔、善良、勤劳
姿态：讨好

哥哥
二十四岁

职业：研究生
特质：高傲、固执、意气用事、勇敢、聪明、果断
姿态：指责

★来访者
二十岁

职业：本科生
特质：胆小、固执、害羞、善良、勤奋、柔韧
姿态：讨好

图1　来访者家庭图

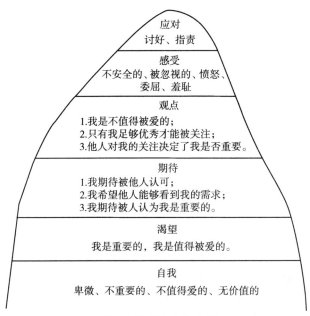

图2 来访者冰山隐喻图

只有足够优秀我才能被关注；他人对我的关注决定了我是否重要。来访者存在着未满足的期待：我期待被他人认可；我希望他人能够看到我的需求；我期待被人认为我是重要的。来访者渴望爱、尊重和被需要。因为来访者始终在从他人那里获得自己被需要的证据，缺乏与自我生命的连接，内在始终处于"饥饿"的状态，感觉自己是卑微的、不值得被爱的、没有价值的。因此，通过失恋问题陪伴来访者与自己的生命力进行连接，贴近自我，改写僵化、有限定性的内在观念，愿意承担起为自己负责的责任，用其他方式满足未满足的期待，从而得到真正的满足感，打通获取生命滋养的通道，实现其自我价值感的提升。

五、咨询目标的制定

具体目标与近期目标

缓解失恋问题对来访者造成的抑郁、睡眠障碍、注意力不集中和饮食不好等症状。

最终目标与长期目标

协助来访者提升自我价值感，并学习有效的交往技巧，获得自我成长。

六、咨询方案的制定

咨询方法和原理

1.咨询方法

对来访者的症状、问题严重程度进行分析，得出结论：该问题属于大学生发展性问题。考虑到来访者呈现的问题主要因为存在不合理的观点和未满足的期待，可以以此为切入点从观点层面、期待层面进行工作，使其能够理解、接纳自己，连接自我生命力，促使其自尊、自信的提升，更好地为自己负责，获得身心的成长。综之，笔者选择使用萨提亚模式帮助来访者。

2.咨询原理

萨提亚模式是一种积极正向的成长模式。它从家庭、社会等方面着手，可以更全面地处理个体身上所背负的问题。它最显著的特点是着重提高个体的自尊，改善个体的沟通方式，帮助个体活得更人性化，而不是只求消除症状。萨提亚模式治疗的最终目标是个体身心整合，内外一致。运用萨提亚模式可以在较短时间内透过来访者带来的具体故事，聚焦其深层次的观点和期待，继而予以转化，使其获得成长。

咨询次数及时间安排

与来访者协商决定，大约开展七次咨询，每周一次，每次五十分钟。

七、咨询过程

萨提亚模式的运用大致分为六个阶段：心理诊断与咨询关系建立阶段；觉察阶段；接纳阶段；改变阶段；转化阶段；巩固练习阶段。

1.心理诊断与咨询关系建立阶段（第一次）

利用倾听、共情等技术给来访者一个倾诉的机会，让他将失恋前后的心理感受表达出来。结合来访者家庭图和人际互动图，详细了解来访者问题的表现、形成原因、发生的背景和演变的过程。

2.觉察阶段（第二、三次）

按照萨提亚模式的治疗信念，问题本身不是问题，如何应对问题才是问题。来访者失恋事件只是作为萨提亚模式治疗的背景，因为失恋本身不是问题，透过失恋看到来访者的内在"冰山"才是关键，萨提亚称之为"历程"。
在该阶段，咨询师主要运用萨提亚模式中
的雕塑技术将来访者与前女友之间的关系
进行外化，并以此将来访者带入更容易自
我觉察的"历程"，与来访者一起通过失
恋深入"冰山"深处，了解自我的观点和
期待层面（见图3、图4）。

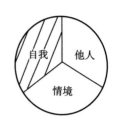

图3　来访者人际互动图

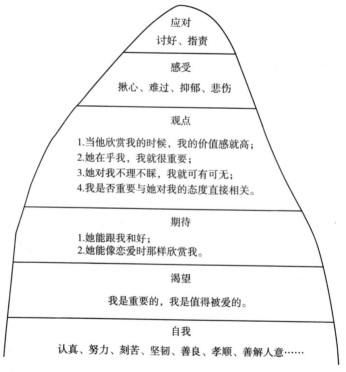

图4　来访者失恋事件内在冰山图

该阶段咨询过程回放（部分内容）：

L（来访者）：我最近因为失恋特别难受，一想起她对我的态度就想哭，也睡不好觉，干什么都觉得身上没劲儿。老师，我特别不想要这种状态，但是我又不知道怎么办。（来访者对自己现状不接纳）

Z（咨询师）：我看到你最近确实过得很不容易，看起来失恋这件事给你造成了一定影响。你刚才说一想起她就觉得特别难受，这个部分可以多说一点吗？（厘清来访者的感受）

L：就是感觉难过、委屈，这些感觉一上来我就想哭。（来访者进入体验历程的感受：难过、委屈、想哭）

Z：看起来真的很不好受，可以告诉我，是什么让你这么难过、委屈么？（透过感受探索来访者的观点）

L：她现在对我的态度让我觉得自己可有可无。以前在一起的时候，她对我好，我就觉得自己很重要，特别幸福；但分手的那一刻，我就觉得自己不值一钱，特别是分手后她对我不理不睬，就是路上碰见了也当我是空气，好像她从来没有在乎过我，这最让我受不了。（来访者通过感受来到观点层面：前女友对我好的时候，我是重要的；分手时我不值一钱；前女友不在乎我，我就是空气）

Z：听起来她对你的态度对你来说真的很重要，是这样吗？（通过历程性提问进一步核对来访者的观点）

L：好像是这样的，她对我的态度好像能牵动我的喜怒哀乐。（来访者若有所思之后，说了这句话。来访者在历程之中开始有

所觉察）

Z：现在发生哪些改变，你会好受一点？（通过历程性提问探索来访者的期待）

L：她跟我和好，能像以前一样对我。（来访者的期待）

Z：和好，像以前一样对你，对你来说意味着什么呢？（通过历程性提问探索来访者的渴望）

L：就意味着我是重要的啊！我是值得被爱的啊！（来访者的渴望层面：我是重要的；我是值得被爱的）

3.接纳阶段（第四次）

在萨提亚模式中，接纳是对自己现状的承认和理解，只有接纳自己的感受、观点和期待，才能让卡在不合理观点和未完成期待层面的生命能量流动起来，完成自己与生命力的连接，获取生长的动力。在该阶段，通过雕塑帮助来访者与情绪相处，通过对自己行为和期待的理解，帮助来访者更好地接纳自己。

该阶段咨询过程回放（部分内容）：

首先，学会与情绪相处。

L：老师，我现在太难受了，我要怎样做才能摆脱这种感觉，我不喜欢这样的自己。（来访者对自己不接纳）

Z：是的，看起来这些感受对你造成了很大的影响，所以你想甩开它们对吗？

L：是这样的，可是我越不想想起它们，它们就越是纠缠我，形成了恶性循环！

Z：我们来看看能不能做点什么。我可以邀请你来做点工作么？（邀请来访者做接纳情绪的雕塑，为后续改变奠定基础，情绪雕塑可见图5、图6）现在我来扮演你不想要的那些情绪，它们在哪里？（外化情绪）

L：在我的身后，我想拼命挣脱它们。

Z：当你想要挣脱它们的时候，它们在对你做什么？（与情绪互动关系的呈现）

L：它们在拉扯我、控制我。

Z：像这样么？（咨询师让来访者挣脱，同时却紧紧地拽着来访者不让他挣脱，见图5）

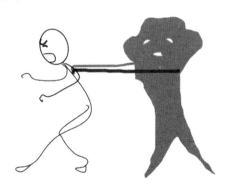

图5　来访者不接纳情绪，想要挣脱

L：就是这样的感觉，我没有办法挣脱。

Z：你现在想要怎么做？

L：我想要转过身。

来访者转过身面对自己的情绪（咨询师扮演，见图6）

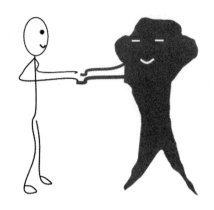

图6 来访者面对情绪

Z：我想知道，它们属于谁？（让来访者从情绪中跳出来，拥有掌控接纳情绪的力量）

L：它们属于我!

Z：你这么着急想摆脱它们，你觉得它们想要跟你说什么？（与情绪对话，达成接纳）

L：好像想让我看看它们!

Z：当你看着自己的情绪的时候，它们还能控制你吗？

L：好像我可以和它们商量商量了，不会再被莫名其妙地控制了!

Z：当你看见它们的时候觉得怎么样？

L：没有那么害怕和着急了。

Z：这些情绪属于你，你可以不喜欢它们，但是可以允许它们存在吗？

L：现在可以了，我可以让它们待在我身边而不是我身后和面前。

其次，学会接纳自我。

L：老师，我挺不喜欢自己这么讨好别人的！我为什么会这样啊！（对自己行为的不接纳）

Z：我看到你对自己有了更多的好奇，你觉得是什么让你讨好呢？（历程性问话，引导来访者进入历程，觉察行为背后的期待和渴望）

L：嗯……就是我想通过讨好获得她的关注吧！她的关注能让我觉得自己很重要！

Z：嗯！很好的觉察！你是说，获得她的欣赏对你来说很重要，对吧？

L：是的！特别重要！让我觉得自己有价值感！

Z：如果把你的价值感比作一棵树的话，别人的欣赏像什么？（通过意象让价值感和他人的欣赏之间的关系具体化）

L：嗯……有点儿像浇水。

Z：很贴切的比喻！别人的欣赏可以让我获得滋养！

L：是的，是的，是滋养！

Z：当你看到这些的时候，你对自己有什么不一样的发现么？

L：好像更能理解自己了！我通过讨好别人获得滋养。

……

4.改变阶段（第五、六次）

按照萨提亚模式的原理，当人能够充分觉察的时候，改变就已经发生了。在改变阶段，萨提亚模式主要通过雕塑技术将觉察阶段的内在历程进行核对和厘清，在身体雕塑中将冰山系统中的不合理观点和未满足期待进行外化，从而与自己的生命力进行连接，获得成长的力量。

该阶段咨询过程回放（部分内容）：

L：老师，我现在允许和承认我是这种状态，也对自己有了更多的理解，但是我还想更好一点。

Z：听起来你是说需要做出一些改变。我可以邀请你做一些工作吗？（邀请来访者做内在冰山雕塑）

Z：现在我来扮演你的前女朋友，你跟前女友互动的时候是这样的吗？你一直在讨好她，而她是高高在上的？（让来访者通过雕塑摆出双方的互动方式，见图7）

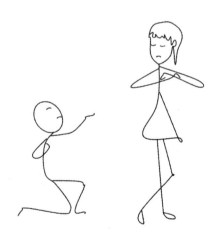

图7　来访者人际互动雕塑

L：是这样的，我在讨好她！

Z：你现在跪在地上仰视她，是什么样的感受？（通过雕塑外化他与前女友之间的互动关系，从而更快更准地将来访者带入体验历程）

L：委屈，难过。

Z：和你分手之后的感受一样吗？（与来访者进一步核对感受，为在冰山历程中做工作做好准备）

L：一样的。

Z：是什么让你甘愿这样讨好她？（探索期待层面）

L：我想要她对我好一点！

Z：她对你好一点你会怎么样？（探索渴望层面）

L：我感觉自己没有这么低了！

Z：那我对你好一点，你站起来一点，是这样吗？（咨询师扮演的前女友看一眼来访者，来访者身体高了一点）

Z：如果我对你不好呢？

L：那我就又低下去了！

Z：所以你跟前女友之间的关系就是，她对你好一点你就高一点，她对你差一点你就低一点，是这样吗？（通过动态雕塑来显化来访者与前女友互动的模式，使其觉察更加深入）

L：是这样的，好像不只前女友，我跟其他人也是这样的！（来访者觉察力提升）

Z：很好的觉察。那我们来演绎一下刚才发现的关系模式。

咨询师看一下来访者，来访者就挺直一点身体，不看来访者，他就缩回去，如此反复十几次。

Z：你现在身体感觉怎么样？心里感觉怎么样？

L：身体又酸又累，心里觉得特别委屈，还有点愤怒。

Z：委屈和愤怒什么？

L：我的高、低为什么要由你做主？（来访者与生命力连接）

Z：你现在想做什么？就这样跪着等你前女友看你吗？（将不合理的观点与来访者进行面质）

L：不要！

Z：你值得为自己站起来吗？（通过反问促使来访者加强与生命力的连接）

L：我值得！（坚定地说）

说完，来访者自己站了起来。

Z：我没有要求你站起来啊，是谁要你站起来的？（让来访者待在历程中体验生命力）

L：是我自己！我自己想站起来。

Z：站起来感觉怎么样？（让来访者待在历程中体验生命力）

L：很舒服！好像这就是我想要的感觉。

······

5.转化阶段（第五、六次）

在转化阶段，要让来访者看到自己行为、观点、期待背后真正的渴望，让他看到自己目前拥有的资源，二者进行连接，从原本单一的期待满足模式中脱离出来，掌握自我满足的选择权，从而提升自信和自尊。

L：老师，刚才还挺神奇的，我是怎么站起来的？因为我感觉自己平时挺"软"的！

Z：你说的"软"是指？（核对来访者的感受，进入转化历程）

L：就是……软弱吧，没什么力量感！

Z：这是真的吗？我有点怀疑！你跟我讲过很多的事情，我们一起来看看！你说你高中的时候学习成绩一般，身边的很多同学都放弃学习了，你却一直坚持，而且每天比别人早到、晚走。你觉得这是什么？（从来访者认为的负性事件中寻找积极的资源，让来访者重新赋予其意义，获得资源并达成转化）

L：那是因为我比别人笨，所以只能更努力一些！

Z：你是说那些比你聪明的人最后高考都考得比你好么？（通过反问，让来访者进入自我厘清的历程）

L：（快速地回答）那倒没有，好多比我聪明的同学都没有我考得好！

Z：是什么让你比聪明的同学还要考得好呢？（让来访者看到自己积极的资源，以形成转化）

L：嗯……应该是我的努力和不放弃吧！

Z：那你现在再看看高中时候的自己！觉得怎么样？（从感受层面核对转化）

L：（微微笑了）觉得还挺不容易的！

Z：你说的"不容易"是指？（通过提问，进一步让来访者清晰自己的资源）

L：挺努力，挺刻苦的！其实那会儿老师和父母都不看好我！

但我就是想拼一把看看。

Z：当你说到这些的时候觉得怎么样？（历程性提问，让来访者保持在感受层面，完成转化）

L：觉得自己还挺厉害的！

Z：我们来看看你还能从哪些事情中看到自己挺厉害的！？（继续从事件中发掘来访者的资源）

L：嗯，如果这样一想，其实还蛮多的！我只要想要做好一件事儿，就会想各种各样的办法，给自己制订计划，每天做一点也行，但是从来没有轻言放弃过。还有……

Z：当你看到自己这些部分的时候，觉得怎么样？（让来访者与自己更多的资源链接，完成更深层次的转化）

L：（微笑）嗯……我觉得自己还很不错的。以前怎么没有发现呢！

Z：以前你的眼睛都太忙了，都不看自己！

L：（笑了）对啊，以前光看别人了，跟别人要关注了！

Z：别人的关注对我们很重要，但是如果别人不关注我们的时候，你以前的感受是什么？（通过感受厘清观点层面）

L：觉得自己不重要。

Z：嗯，是的，以前好像我们只会用一种方式满足"自己是重要的"这个渴望，那现在你有什么不一样的选择么？（观点层面的转化）

L：我会自己看自己了，即使别人没有看到我的重要性，我自己知道我是很重要的！

Z：特别好，你可以在心里跟自己讲一下刚才说的这句话么？

来访者闭上眼睛，在心中跟自己说：我是很重要的！（整个内在系统转化的强化）

Z：现在觉得怎么样？

L：觉得特别有力量！

Z：再遇到前女友会怎么样？

L：心里祝福她吧！也祝福自己！

……

6.巩固练习阶段（第七次）

这一阶段主要是将咨询中学到的技术应用到实际生活和学习中，在实践中不断强化咨询所获，将改变和转化进行拓展与延伸，从而更好地完成身心整合和发展。来访者报告：自己能够在不同的事情中看到自己付出的努力，学会了接纳和欣赏自己，获取滋养的区域在不断扩展，拥有了选择权，自信心获得了不断提升。

八、咨询效果的评估

经过七次咨询，来访者自述：现在心情平静了很多，觉得很有力量，学会了肯定、欣赏自己，生活和学习状态也逐渐恢复正常，身边朋友也多了起来。

辅导员陈述：该同学发生了较为明显的变化，性格开朗了很多，跟老师、同学交往时明显变得更加自信。

咨询师的感觉：与生命力进行连接，展现生命活力，对自己及失恋事件更加接纳和理解。

九、案例评价及反思

通过七次咨询，基本达成了短期目标和长期目标。个案虽然存在不合理观念和未满足期待，但同时具有执着、坚韧、善良、善解人意等生命资源。七次咨询中，咨询师始终秉持积极正向的咨询方向，在萨提亚系统性、历程性的框架内引导来访者透过问题看到自己的不合理观点和未满足期待，使其与生命力进行连接，获取改写僵化性和局限性的规则，拓宽满足期待和渴望的途径，更好地为自己负责，打通了自我滋养的渠道，不断提升自己的自信和自尊。

对于咨询师来说，咨询最大的体会是始终坚信来访者的生命力，唯有如此才能做到无论过程中遇到怎样的波折和反复，始终保持耐心、接纳和共情，创建安全、信任、容纳的咨询环境，让来访者愿意进入内在的历程，顺着感受主动探索观点层面、期待层面以及渴望层面的需求，贴近自己，提升觉察，从而理解自己、接纳自己，获得与生命力的连接，获得自我成长的力量。

十、参考文献

[1] 汪向东. 心理卫生评定量表手册［J］. 中国心理卫生杂志，1993（8）：12-131.

［2］中国就业培训技术指导中心，中国心理卫生协会. 心理咨询师：基础知识［M］.2版.北京：民族出版社，2012.

［3］萨提亚，贝曼，格伯，等. 萨提亚家庭治疗模式［M］. 聂晶，译.2版. 北京：世界图书出版有限公司北京分公司，2019.

［4］萨提亚. 新家庭如何塑造人［M］. 易春丽，叶冬梅，等译.北京：世界图书出版公司北京公司，2006.

［5］贝曼. 萨提亚转化式家庭系统治疗［M］.钟谷兰，等译.北京：中国轻工业出版社，2009.